Marlene Halser (Hrsg.)

GO VEGAN!

Warum wir ohne tierische Produkte glücklicher und besser leben

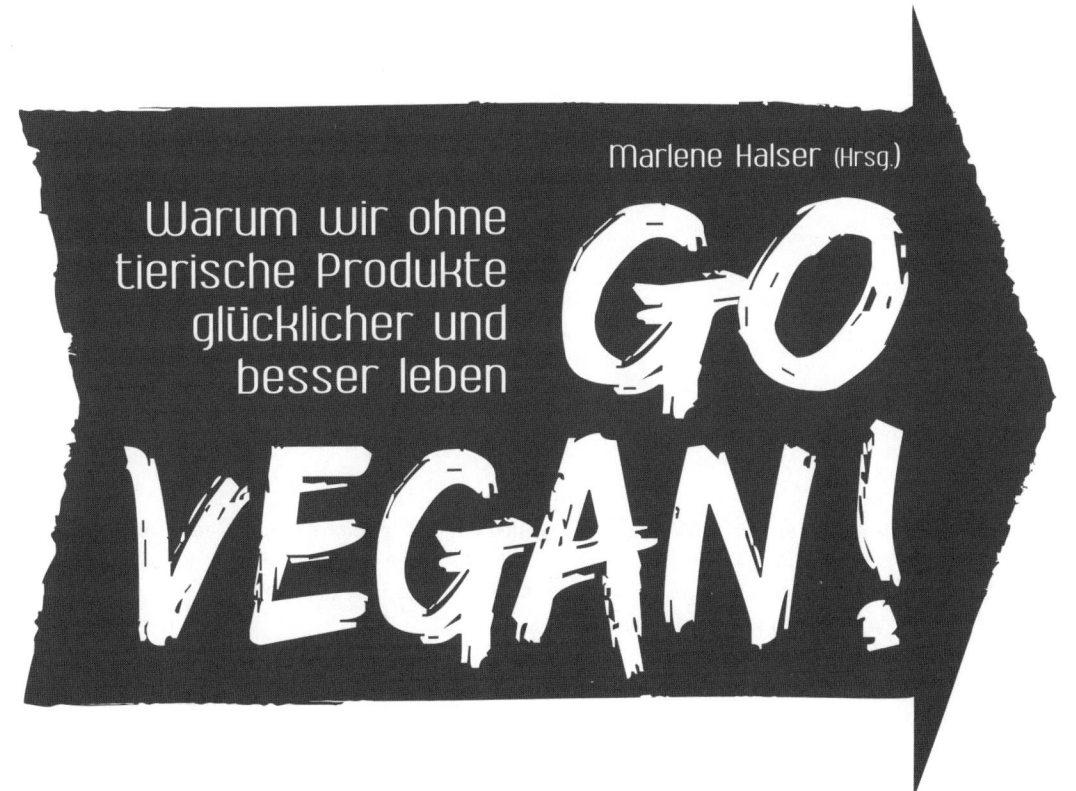

riva

Bibliografische Information der Deutschen Nationalbibliothek:
Die Deutsche Nationalbibliothek verzeichnet diese Publikation in der Deutschen Nationalbibliografie.
Detaillierte bibliografische Daten sind im Internet über http://dnb.d-nb.de abrufbar.

Für Fragen und Anregungen:
govegan@rivaverlag.de

Originalausgabe
2. Auflage 2014
© 2013 by riva Verlag, ein Imprint der Münchner Verlagsgruppe GmbH
Nymphenburger Straße 86
D-80636 München
Tel.: 089 651285-0
Fax: 089 652096

Alle Rechte, insbesondere das Recht der Vervielfältigung und Verbreitung sowie der Übersetzung, vorbehalten. Kein Teil des Werkes darf in irgendeiner Form (durch Fotokopie, Mikrofilm oder ein anderes Verfahren) ohne schriftliche Genehmigung des Verlages reproduziert oder unter Verwendung elektronischer Systeme gespeichert, verarbeitet, vervielfältigt oder verbreitet werden.

Redaktion: Dr. Jochen P. Becker
Umschlaggestaltung und Layout: Maria Wittek
Satz: Grafikstudio Foerster, Belgern
Druck: CPI – Ebner & Spiegel, Ulm
Printed in Germany

ISBN Print 978-3-86883-306-5
ISBN E-Book (PDF) 978-3-86413-369-5
ISBN E-Book (EPUB, Mobi) 978-3-86413-370-1

Weitere Informationen zum Verlag finden Sie unter
www.riva-verlag.de
Beachten Sie auch unsere weiteren Verlage unter
www.muenchner-verlagsgruppe.de

INHALT

Vorwort von Marlene Halser /// *Grüße vom Planeten Vegan*	9
Surdham Göb /// *Eat fresh!*	15
Dr. med. Ernst Walter Henrich /// *Das sagt der Arzt*	25
Nicole Just und Felicia Mayer-Jendro /// *Willkommen in unserer Küche*	37
Ariane Sommer /// *Wer schön sein will, braucht kein Leid*	45
Björn Moschinski /// *Der Gaumenkrieger*	53
Patrik Baboumian /// *Der stärkste Pflanzenfresser Deutschlands*	61
Klaus Wolf /// *Veganer trinken Alkohol?*	69
Raphael Fellmer /// *Die Welt global verstehen*	75
Stephan Bröckling /// *Tierretter undercover*	91
Edmund Haferbeck /// *Radikal im Namen der Tiere*	103
Antje Schäfer /// *Mögen alle Lebewesen glücklich und frei sein*	113
Claudia Renner /// *Die Blogging-Queen*	121
Attila Hildmann /// *Der Challenger*	129

Bernd-Udo Rinas /// *Die vegane Revolution*	139
Jan Bredack /// *Der Unternehmer*	147
Anja und Sandra Umann /// *Achtsamkeit im Kleiderschrank*	155
Stephan Becker /// *Veganes aus der Tube*	161
Anne Bonnie Schindler und Sara Rodenhizer /// *Die Sexpertinnen*	169
Marko und Christina Maas /// *Vegan sein heißt anders sein*	175
Sandra Forster /// *Der Vegan-Hype nervt!*	183
Glossar	191
Literaturverzeichnis	199
Dank	203
Bildnachweis	204

Dieses Buch wurde vegan produziert.
Die verwendeten Materialien enthalten
keine tierischen Bestandteile.

GRÜSSE VOM PLANETEN VEGAN

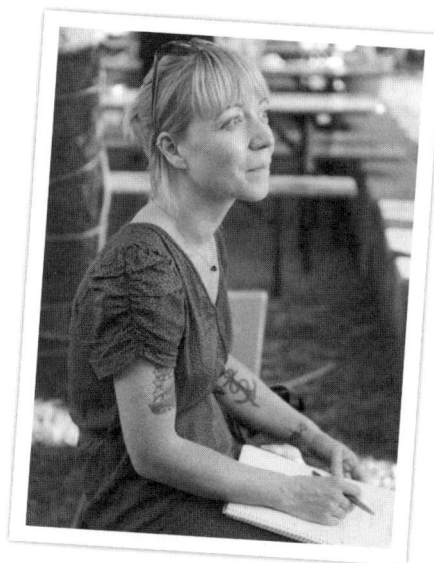

Neulich an der Wursttheke im Biosupermarkt: Ein Vater trägt seine kleine Tochter auf dem Arm. Das Mädchen mag vielleicht zwei oder drei Jahre alt sein. Was folgt, ist eine Szene, die sich so schon unzählige Male abgespielt hat: Der Verkäufer im weißen Kittel spießt mit seiner langen zweizinkigen Gabel ein Stück Wurst auf und reicht es dem Kind. Dieses blickt erst zum lächelnden Mann mit der weißen Papierhaube, dann zur Wurst, die an den Zinken baumelt, dann zum Papa und vergräbt das Gesicht schließlich verschämt an dessen Schulter.

»Schau mal, Lisa, was der Metzger da Tolles für dich hat«, sagt der Papa aufmunternd. »Das darfst du ruhig nehmen.« Da mischt sich eine ältere Dame, ebenfalls an der Wursttheke wartend, ins Gespräch ein. »Es ist schon erstaunlich, dass kleine Kinder Wurst so gerne mögen«, sagt sie. »Das war bei meinen Kindern früher auch so.« Der Vater hält inne und überlegt. »Das ist Lisas erste Wurst«, sagt er dann und nickt dem kleinen Mädchen ermunternd zu, das sich mittlerweile getraut hat, die Scheibe von der Gabel zu picken.

Nachdenklich schiebe ich meinen Einkaufswagen weiter und grüble über das Gehörte nach. Stimmt es wirklich, dass alle kleinen Kinder Wurst mögen? Oder war diese Szene gerade der beste Beweis dafür, dass wir unseren Geschmack und unsere Essgewohnheiten erst im Laufe unseres Lebens erlernen? Das würde bedeuten, dass wir sie auch ganz bewusst verändern können.

Ist es nicht so, dass Kinder grundsätzlich skeptisch sind, wenn sie etwas Neues kosten? Und dass ihre Reaktion von den Menschen um sie herum abhängt? Neugierig sind Kinder schon, aber eben auch noch nicht festgelegt.

Ich muss an den Besuch bei einem Kollegen denken. Er hat einen einjährigen Sohn. Als wir gemeinsam beim Abendessen sitzen, soll Otto etwas kosten, was er noch nie gegessen hat: eine Grissini-Stange, die er zuvor mit großem Eifer in meinen Apfelsaft getunkt hat.

Weil wir alle wollen, dass Otto mag, was er gleich isst, strahlen wir ihn wie die Irren an und tun so, als gäbe es nichts auf der Welt, was besser schmeckt. »Hhhhmmmm, lecker!«, sagen wir ganz automatisch. Und: »Njamnjam, so gut!« Otto lässt sich ein vollgesogenes Stück Grissini in den Mund schieben. Dann macht er den Mund wieder zu und schiebt den Bissen mit konzentriertem Gesicht einige Sekunden lang hin und her, während wir ihn alle erwartungsvoll anschauen. Noch ist völlig offen, wie er reagieren wird. Dann blickt Otto in die Runde und sein Gesicht erhellt sich zu einem mitreißenden Babylächeln. Erleichtert lachen wir alle mit.

Hat sich Otto nun für ein Lächeln entschieden, weil in Apfelsaft aufgeweichte Grissini tatsächlich ein kulinarischer Genuss sind? Oder hat Otto gelächelt, weil wir uns das alle so sehr von ihm wünschen? Man kann ihn noch nicht fragen, und bis er alt genug ist, diese Frage zu beantworten, werden wir die Szene wohl vergessen haben. Dennoch erscheint mir in diesem Moment ein Gedanke des US-amerikanischen Bestsellerautors Jonathan Safran Foer zu diesem Thema sehr klug. Er schreibt davon, dass Essen weitaus mehr ist als die bloße Aufnahme von Nahrung.

Bei Tisch geht es immer auch um die Geschichten, die wir mit dem Essen servieren. »Geschichten über Essen sind Geschichten über uns – unsere Vergangenheit und unsere Werte«, schreibt Foer. »Essen und Geschichten erzählen sind untrennbar miteinander verbunden.« In dem, was wir zu uns nehmen, bei welcher Gelegenheit und in der Art und Weise, wie wir etwas essen, aber auch darin, wie und ob wir über Essen nachdenken, spiegelt sich unsere Kultur und damit auch unsere Identität.

GRÜSSE VOM PLANETEN VEGAN

Dass so heftig über das Thema Essen gestritten wird, ist vor diesem Hintergrund nur allzu verständlich. Ausnahmslos alle Veganer, die ich für das vorliegende Buch getroffen und befragt habe, berichten, dass sie mit ihrer Ernährung, die ganz ohne tierische Produkte auskommt und unzweifelhaft mit den traditionellen Essgewohnheiten in unseren Breitengraden bricht, immer wieder auf Widerstände stoßen.

Auch ich kenne diese Konflikte. Bisweilen sind die Reaktionen unfreiwillig komisch. So musste ich vor vielen Jahren beim Geburtstagsessen einer Freundin dem Wirt eines französischen Restaurants erklären, warum ich weder Fleisch- noch Käsefondue mag. »Ein Leben ohne Fromage ist wie ein Leben ohne Liebe«, sagte er, stampfte kopfschüttelnd davon und würdigte mich für den Rest des Abends keines Blickes mehr (nicht ohne mir von einem Kellner einen Fonduetopf mit Gemüsebrühe bringen zu lassen, natürlich). Meine rigorose Verweigerung hatte ihn wohl in seiner patriotischen Ehre getroffen.

Bisweilen ging das Unverständnis aber auch so weit, dass man sich statt meiner eine andere wünschte. Als mein Exfreund seiner Großmutter von den »absonderlichen Essgewohnheiten« seiner damals neuen Flamme erzählte, tätschelte ihm diese beruhigend auf die Schulter und sagte voller Mitleid: »Junge, du findest schon noch die Richtige.« Sie sollte Recht behalten. Aber das war damals noch nicht klar. Stattdessen war ich für die fünf Jahre, die unsere Beziehung währte, von den freitäglichen Familienessen ausgeschlossen. Veganismus ist also oft auch etwas, was erst einmal entzweit.

Aber nicht nur das. Auch die vegane Szene selbst ist sich in vielen Punkten ganz und gar nicht einig. Oft beginnt der Zwist schon mit der Frage, wann sich jemand nun Veganer nennen darf und wann nicht. Genügt es, wenn man bei der Ernährung tierische Produkte weglässt? Oder muss dieses Dogma für alle Lebensbereiche gelten, also auch für Kleidung und Schuhe, Kosmetik, Putzmittel, Tierfutter und sogar Tattoostudios und Sexshops? Die Menschen, die in diesem Buch zu Wort kommen, haben dazu – ebenso wie über die Ziele, die sie verfolgen, und die Frage, wie diese Ziele zu erreichen sind – sehr unterschiedliche Meinungen.

Was meine Gespräche mit 20 Vertretern der veganen Szene aber auch zeigen: Es ist Bewegung in die Sache gekommen. Inzwischen ist der Veganismus in der Mitte der Gesellschaft angekommen. 800 000 Menschen leben heute laut einer Schätzung des Vegetarierbundes bewusst ohne tierische Produkte, Tendenz steigend. Es scheint zunehmend normal, dass sich Menschen Gedanken darüber machen, was sie zu sich nehmen – nicht nur aus gesundheitlichen Gründen, sondern auch darüber, was es für Tiere, Umwelt und Menschen bedeutet, wenn der Konsum von extrem günstig produziertem Fleisch, Milchprodukten und Eiern zum täglichen Bedarf gehört. Das ruft – auch das soll hier nicht verschwiegen werden – Menschen auf den Plan, die den Veganismus als Geschäftsmodell für sich entdeckt haben.

Immer mehr Deutsche wollen wissen, unter welchen Umständen die Tiere leben, die wir millionenfach weltweit zu Nahrungsmitteln und Gebrauchsgegenständen verarbeiten. Und immer mehr bezweifeln, dass die industriellen Produktionsmethoden, die dahinterstecken, moralisch vertretbar sind. Sie sind kritische Verbraucher. Aber um ihren Lebensstil zu verändern, sind auch diese Menschen auf Produkte angewiesen – auf vegane Produkte – und darauf, diese möglichst nah, bequem und in großer Auswahl kaufen zu können. Die vegane Szene besteht deshalb längst nicht mehr nur aus Gutmenschen, sondern auch aus Geschäftsleuten, die ganz bewusst von diesem Trend profitieren.

Es ist deshalb an der Zeit, der veganen Szene in Deutschland einen etwas ausführlicheren Blick zu widmen, als das gegenwärtig in den Massenmedien geschieht. Während die meisten Medienschaffenden noch damit beschäftigt sind, zu erklären, was es mit der seltsamen Randgruppe der »Veganer« auf sich hat, soll dieses Buch zeigen, wie differenziert und heterogen die vegane Szene in Deutschland ist. Die Protokolle bieten den Protagonisten die Möglichkeit, sich selbst so darzustellen, wie sie sich sehen, und geben nicht die Meinung der Herausgeberin wieder. Gerade deshalb sind sie spannend, denn oft widersprechen sie sich.

Die Gründe, warum sich ein Mensch für eine vegane Lebensweise entscheidet, scheinen so vielfältig wie die Menschen selbst. Oft geht es dabei um die Rechte der Tiere.

Wer einen Blick hinter die Kulissen der tierverarbeitenden Industrie wagt, wird feststellen, dass die Frage, ob Fleischkonsum eine dem Menschen natürliche Verhaltensweise ist oder nicht, schon lange keine Rolle mehr spielt. Wir mögen über Jahrhunderte Fleisch gegessen haben. Dagegen ist nur wenig einzuwenden. Doch die Entscheidung, die wir heute bei unserem täglichen Einkauf treffen, ist längst zu einer Entscheidung für oder gegen Massentierhaltung geworden. Das ist ein grausamer Fakt. Denn nur mithilfe einer Industrie, die Tiere als bloße Produktionsmittel begreift, deren Wohlergehen, Gesundheit und Rechte zu achten und zu wahren schlicht nicht wirtschaftlich ist, sind wir in der Lage, den immensen Bedarf unserer Gesellschaft an Fleisch, Milchprodukten und Eiern, aber auch an Leder, Wolle und anderen tierischen Produkten zu decken. Da fällt es nicht weiter ins Gewicht, dass ein zwar nach wie vor kleiner, aber wachsender Prozentsatz an Menschen Fleisch, Eier und Milchprodukte aus ökologischer Erzeugung bezieht. Das ist ehrenhaft, aber mal Hand aufs Herz: Wer fragt auch in der Kantine, im Restaurant, auf dem Rummel oder bei der Dönerbude an der Ecke nach, woher das Fleisch kommt?

Dass diese Zusammenhänge vielen Menschen bewusst sind, die sich trotzdem nicht dafür entscheiden, vegetarisch oder vegan zu leben, ist ein bekanntes Phänomen. »Wahrscheinlich bin ich in fünf Jahren auch Vegetarierin«, sagte jüngst eine Freundin zu mir. »Aber jetzt will ich mich noch nicht damit befassen.« Das ist so absurd wie menschlich – und eine Erfahrung, die viele Veganer kennen. Oft haben auch die Protagonisten dieses Buches Jahre gebraucht, bis sie sich dafür entschieden, konsequent auf tierische Produkte zu verzichten. Ein Gewissenskonflikt ging fast jeder dieser Entscheidungen voraus.

Die Angst, auf Fleisch, die liebgewonnenen Gewohnheiten und den Genuss, der damit verbunden ist, verzichten zu müssen, ist groß. So groß, dass viele Menschen die Wahrheit ganz bewusst ausblenden, um nichts verändern zu müssen.

Deshalb sollen in diesem Buch auch Veganer zu Wort kommen, die nicht in erster Linie um der Rechte der Tiere willen auf tierische Produkte verzichten, sondern zum Beispiel aus ökologischen oder auch gänzlich eigennützigen Gründen. Solche Menschen, wie der Koch und Bestsellerautor Attila Hildmann, haben den Veganismus mit einer gehörigen Portion Selbstdarstellungswillen populär gemacht. So verdienstvoll der Kampf für die Rechte der Tiere sein mag – wer die Masse zum Umdenken bewegen will, muss einen unmittelbaren Nutzen versprechen. Deshalb gehen Veganer heute oft höchst strategisch vor – nicht nur mit ihren Aktionen, sondern auch in ihrer Kommunikation.

Viele Veganer verzichten ganz bewusst darauf, ihre Fleisch essenden Mitmenschen zu provozieren oder für ihre nicht vegane Lebensweise zu kritisieren oder zu verurteilen. Das mag zum einen mit den negativen Erfahrungen der Vergangenheit zusammenhängen. Wie andere Menschen sind Veganer soziale Wesen, die sich mit dem Tofuschnitzel nicht auch gleich neue Freunde suchen möchten. Manche müssen sich öfter mal auf die Zunge beißen und tun das aus Respekt, weil sie um das sensible Thema wissen. Viele folgen aber einfach ihrer eigenen Vision für ein besseres und glücklicheres Leben, in der für negative Gefühle schlicht kein Platz ist. Sie wollen, so pathetisch das klingen mag, als gutes Beispiel vorangehen und zeigen, dass es auch anders geht: dass in einer idealen veganen Welt niemand leiden muss und gerade deshalb alle satt werden; dass, wer vegan lebt, das Klima und die Umwelt schont; dass veganes Essen der konventionellen Haute Cuisine in nichts nachsteht – und vor allem, dass die Entscheidung, ein veganes Leben zu führen, keinen Verzicht bedeutet, sondern im Gegenteil das Leben ohne tierische Produkte reicher wird.

Die besten Grüße vom Planeten Vegan,
Marlene Halser

EAT FRESH!

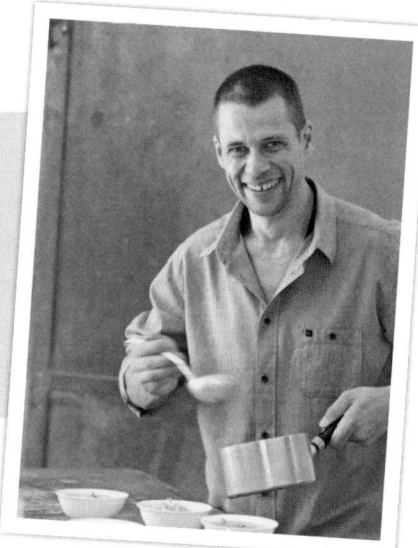

Veganismus und Kochen sind Surdham Göbs Berufungen im Leben. Im Grunde hat er noch nie etwas anderes gemacht. Warum auch? Es ist das, was er am besten kann.

Fleisch hab ich eigentlich nie gemocht. Meine Mutter erzählt immer, dass ich es von Anfang an ausgespuckt habe, wenn ich es essen sollte. Gemüse und Getreide waren mir schon als Kind viel lieber. Aber mein Vater war Mediziner und der festen Überzeugung: Ohne Fleisch wächst das Kind nicht auf. Also haben meine Eltern versucht, es mir unterzujubeln. Sehr erfindungsreich, muss man heute sagen: püriert und mit dem Kartoffelbrei gemischt zum Beispiel, oder paniert, sodass ich es nicht erkannt habe. Auch Milch und Käse konnte ich nicht leiden. Davor hab ich mich geekelt. Das haben meine Eltern akzeptiert. Doch Fleisch musste sein — zur Not getarnt. Als ich aber mit 14 Jahren mit meiner Mutter und meiner Schwester eine Reise durch die tunesische Wüste machte, habe ich zum ersten Mal die Zusammenhänge kapiert.

Wir waren auf einem Fleischmarkt und da hingen ganze Rinderhälften am Haken in der Sonne. Wir haben eingekauft und der Händler hat sein Messer genommen und uns ein Stück abgeschnitten. Beim Huhn genauso: Das saß lebend im Käfig und als wir es kaufen wollten, holte der Händler es heraus, schnitt ihm den Kopf ab, hielt es in eine Maschine, um es zu rupfen, packte es ein und gab es uns. Da habe ich zum ersten Mal den Zusammenhang erkannt: Fleisch — das waren ja mal Tiere und das war das, was ich eigentlich nie essen wollte.

Weil ich alt genug war, um das zu begründen, und nicht mehr nur sagen musste: »Bäh! Mag ich nicht!«, habe ich mich fortan geweigert, Fleisch zu mir zu nehmen. Für mich war einfach klar: Tiere esse ich nicht.

Dass ich von da an Vegetarier war, wusste ich damals noch nicht. Ich kannte das Wort wahrscheinlich gar nicht. Und dass es Veganer gibt, habe ich erst in meiner Punker-Anarcho-Zeit erfahren. Die fing mit etwa 15 Jahren an. Da wurde mein Alltag plötzlich politisch. Wir fanden grundsätzlich scheiße, was die Gesellschaft macht. Also auch, Fleisch zu essen. Es hat uns Spaß gemacht zu provozieren. Eigentlich kann man sagen, dass ich mit Fleisch und Fisch aufgewachsen bin. Meine Mutter hatte einen italienischen Partyservice. Von ihr habe ich auch von klein auf das Kochen gelernt: Oktopussalat und ganze Lachse, Papageienfische und Entenbrust anzurichten. Ich ekle mich nicht davor, mit alldem umzugehen, auch wenn mir die veganen Gerichte in der Zubereitung immer die liebsten waren.

In meiner »Hardcore-Zeit«, im Alter zwischen 15 und 20 Jahren, habe ich mit meinen Freunden zusammen ganz bewusst begonnen, die Zutatenlisten von Lebensmitteln zu studieren. Plötzlich wurde es eine Kopfentscheidung, auf tierische Produkte zu verzichten. Aus heutiger Sicht waren wir damals ganz schön radikal. Wir sprachen von Tier-KZs und nahmen Slogans wie »Milch ist weißes Blut« und »Fleisch ist Mord« sehr ernst. Wir haben Spuckis verteilt, das sind selbst gemachte Aufkleber, die man auf der Rückseite anlecken muss. Zu der Szene gehörte natürlich auch die Musik, die wir damals hörten: Four Walls Falling, Lifetime, Struggle und viele andere Hardcore-Bands. Auch die Do-it-yourself-Idee fanden wir gut. Wir hatten unsere eigenen Zeitungen und Plattenlabels, unsere eigene Infrastruktur. Außerdem sind wir zu Tierrechtsdemos gegangen.

Der Spirit in dieser Szene hat mir gut gefallen. Die Zusammengehörigkeit in der Gruppe fand ich toll. Dort war ich nicht der einzige Veganer. Im Gegenteil, wir waren ein Haufen Gleichgesinnter, hatten Kontakte in ganz Deutschland, aber auch nach Belgien und in die Niederlande. Damals hat man noch Brieffreundschaften gepflegt, E-Mails gab es noch nicht. Wir waren immer pleite und deshalb sehr kreativ. Zum Beispiel haben wir Fahrkarten und Briefmarken mit Klebestift bestrichen, damit man den Stempel abwischen und sie wiederverwenden konnte. Man musste sich gut organisieren und gegenseitig aushelfen, aber das machten wir

EAT FRESH!

gerne. Das ist etwas, was mir bis heute geblieben ist. Doch ich habe auch gemerkt, dass ich im Grunde kein politischer Mensch bin.

Heute ist die vegane Szene weniger dogmatisch. Das ist auch logisch. Früher war die Szene klein. Da war jeder Veganer ein dünner Halm im starken Gegenwind. Man musste ganz schön dagegenhalten, um nicht umgeweht zu werden. Heute ist die Opposition längst nicht mehr so stark. Stefan Raab quatscht mit Attila Hildmann im Fernsehen. Klar macht er seine Scherze, aber früher hätte er ihn gar nicht erst eingeladen. Die haben zusammen Spaß. Stefan Raab beißt ins Mettbrötchen und Attila Hildmann lacht. Das wäre früher undenkbar gewesen. Bis vor ein paar Jahren galt jeder Veganer als »Ernährungs-Nazi«. Man hat so viel Widerstand gespürt, dass man teilweise eine Laktoseintoleranz vorgetäuscht hat, um sich nicht rechtfertigen zu müssen. Heute reagieren die wenigsten Leute aggressiv auf Veganer. Deshalb können wir uns entspannen.

Das Kochen liegt mir im Blut. Die Familie meiner Mutter hat seit fünf Generationen mit Gastronomie zu tun, bei meinem Vater sind es drei Generationen. Köche, Restaurantbesitzer, Hüttenbetreiber, Barchefs, Konditormeister ... das volle Programm. Als ich mit 19 Jahren mit der Schule fertig war, zog ich von zu Hause aus und brauchte dringend einen Job. Also habe ich eine Stelle als Koch gesucht und unglaublich viele Läden abgeklappert. Doch einem 19-Jährigen nehmen nicht viele ab, dass er etwas schon beherrscht. Irgendwann – ich war bereits ziemlich verzweifelt – bin ich dann am Osho-Tao-Meditationszentrum München vorbeigelaufen. Damals war ich noch Anarcho-Punker und trug meine Dreadlocks so lang, dass sie mir bis zum Hintern reichten. Etwas derart Esoterisches wie ein Meditationszentrum kam eigentlich nicht für mich in Frage, denn alles, was mit Religion zu tun hatte, war uns suspekt. Frei nach Karl Marx: »Religion ist das Opium des Volkes«. Im Eingangsbereich des Zentrums hing ein Bild von Osho, dem indischen Guru. Als ich das gesehen habe, wollte ich gleich wieder gehen, aber ich brauchte wirklich dringend Geld, also ging ich hinein. Und tatsächlich: Das zugehörige Café suchte einen Koch!

Das Café hatte etwa 50 Plätze und war sehr schön, wenn man sich die Hippies wegdachte. Für meinen damaligen Geschmack war es zwar ein bisschen zu bunt, aber die Küche war voll ausgestattet und hat mich von Anfang an beeindruckt. Das Beste aber war: Die Speisekarte war rein vegetarisch. Und ich bekam sofort einen Job! Ein halbes Jahr später war ich dort Küchenchef. Mit der Zeit fing ich an, mich dafür zu interessieren, wer dieser Osho eigentlich war. Also nahm ich an den dynamischen Meditationen teil, die dort angeboten wurden. Das war genau das Richtige für mich, denn bei dieser Meditation geht es darum, total auszuflippen, um die eigenen Aggressionen loszuwerden. Alle schreien und springen und hampeln rum, so gut sie können. Für mich war das wie ein Punkkonzert, und das jeden Tag! In meiner alten Szene durfte ich das natürlich nicht so laut sagen, aber ich fand das alles ziemlich gut.

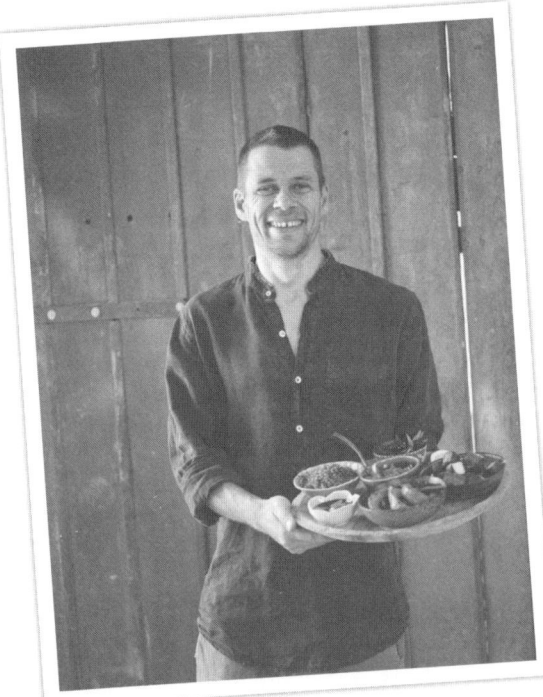

1996 wollte ich dann wissen, woher meine Freunde kommen, die sich Sannyasins nannten, und bin nach Puna in Indien gefahren, zum ersten Osho-Zentrum, das es weltweit gab. Sannyas heißt so viel wie »Suchender« oder »Schüler« und beruht auf einer alten indischen Tradition. Wenn man alt ist und sein weltliches Leben hinter sich lässt, so glauben die Hindus, kann man Sannyasin werden. Wenn die Kinder erwachsen sind, die Karriere abgeschlossen ist und man sich die großen Träume erfüllt hat. Dann macht man sich auf die Suche nach dem wahren Sinn des Lebens, auf den Weg zur Erleuchtung. Man bekommt einen neuen Namen, trägt nur noch Orange und zieht ohne eigenen Besitz bettelnd von Ort zu Ort. Weil aber viele Inder sterben, bevor sie alt werden, hat Osho dieses Konzept verändert. Er war der Meinung, dass man nicht alt werden muss, um das weltliche Leben und alle Zwänge, die es beinhaltet, hinter sich zu lassen. Schon zu Lebzeiten, also dann, wenn man noch über viel Energie verfügt, soll man sich laut Osho der Meditation widmen, zwar in der Welt sein, sich von dieser aber nicht in die Irre führen lassen. Dieses Konzept hat er Neo Sannyas genannt. Seit dieser Indienreise trage ich meinem Namen Swami Amano Surdham – das bedeutet »heiliger Platz, frei von Gedanken«. Zu den vielen Dingen, die ich in Indien gelernt habe, gehörte auch die Erfahrung, dass vegetarisches Essen etwas ganz Normales sein kann. In Indien leben Schätzungen zufolge etwa 30 bis 40 Prozent der Bevölkerung vegetarisch. Bei mehr als einer Milliarde Indern sind das eine ganze Menge Menschen. Und die vegetarische Ernährung wird im indischen Kastenwesen hoch angesehen.

Ich bin damals sehr viel durch die Welt getingelt, war in Afrika, Asien, Australien, den USA und Europa unterwegs. Zweimal habe ich ein ganzes Jahr ausgesetzt und auch sonst war ich eigentlich immer nur die Hälfte des Jahres in Deutschland. Wieder zurück in München, hatte ich mir in den Kopf gesetzt, auf dem Tollwood-Festival, das zweimal im Jahr stattfindet und mehrere Wochen dauert, meine eigene vegane Imbissbude zu betreiben. Also bin ich mit langen Haaren und Bart, in einem grünen Anzug und mit einer Sonnenblumenkrawatte zu den Verantwortlichen gegangen, um mich zu bewerben – und bekam einen Standplatz. Gemessen an der Publikumsresonanz war die »Veggy Island« ein absoluter Erfolg. Unserem Stand wurde drei Jahre hintereinander der Publikumspreis verliehen. Während der restlichen Zeit des Jahres habe ich in verschiedenen Seminarhäusern gekocht, um mir meinen Lebensunterhalt zu verdienen. Aber übers Tollwood kam ich zum »Zerwirk«.

2007 rief Sandra Forster, die Betreiberin des »Zerwirk«, bei mir an und fragte mich, ob ich Lust hätte, zum Probekochen zu kommen. Als das Restaurant eröffnete, fing ich dort als Küchenchef an. Das Tolle war, dass ich machen durfte, was ich wollte, und so habe ich die Küche nach meinen Vorstellungen aufgebaut. In der Rückschau muss man sagen, dass das »Zerwirk« in der veganen Szene sehr viel bewirkt hat. Es war das erste vegane Restaurant Deutschlands, in das man so richtig schick zum Essen gehen konnte. Auf diesem Weg hat das »Zerwirk« eine Wertigkeit geschaffen, die es so in der veganen Küche vorher nicht gab. Das Publikum bestand zu 80 Prozent aus Fleischessern, die die vegane Küche einfach mal ausprobieren wollten. Man kann sagen, dass der Veganismus eine Alternative zu den Länderküchen wurde. Wie zum Italiener, Griechen oder Chinesen ging man plötzlich auch zum Veganer. Mit dem Club, den es im Keller gab, wurde das »Zerwirk« zu einem veganen Treffpunkt, der nicht mehr den Ruf des Sonderbaren hatte. Niemand musste Angst haben, zur veganen Lebensweise bekehrt zu werden. Es ging nicht mehr um Tierrechte, sondern um Genuss, und was wir serviert haben, war einfach lecker. Dadurch hat veganes Essen einen unglaublichen Qualitätssprung gemacht. Wir dachten uns kreative, abgefahrene Kombinationen aus, die neu waren, wie Belugalinsenkaviar mit Zucchinicreme oder vegane Kürbisravioli mit Salbei-

Mandel-Butter und Rucolaschaum oder Radicchiorisotto und Rote-Bete-Mousse mit Pinienkernen. Die meisten Fans haben wir uns aber mit unseren zahlreichen veganen Desserts gemacht, wie Panna Coco aus Kokosmilch, dazu Mangosoße, oder Mousse au Chocolat aus Zartbitterschokolade und Sojasahne, serviert mit frischer Maracuja. So etwas hatte sich bis dahin niemand vorstellen können. Das Ganze schön angerichtet, alles zu 100 Prozent bio und in einem coolen Ambiente präsentiert. Ich denke, das hat viel bewirkt.

Vegan backen
Von Surdham Göb

Vegan zu backen ist keine große Kunst. Man muss nur das Grundprinzip eines Kuchens verstehen. Eigentlich benötigt man nur fünf Komponenten: **Fett**, **Mehl**, **Flüssigkeit**, **Süße** und ein **Triebmittel**. Mit diesen Komponenten kann man variieren. Ei hingegen ist für einen Kuchen nicht nötig, denn im Mehl ist Gluten enthalten, also Weizenprotein, und das funktioniert als Bindemittel ebenso gut. Anders als Eiweiß stockt Gluten nicht. Deshalb muss man bei veganen Kuchen die Garzeiten nicht so genau einhalten. Wenn man auf die Oberfläche des Kuchens drückt, spürt man mit ein wenig Übung, wann der Kuchen durch ist.

Als Triebmittel kann man **Backpulver**, **Natron** oder **Hefe** verwenden. Backpulver treibt mittig nach oben, ist also gut für Muffins, Kastenkuchen und Rührteig geeignet. Natron treibt sehr gleichmäßig. Das empfehle ich für Cupcakes oder Bisquit. Hefe verwende ich gerne für Blechkuchen mit Obst wie Zwetschgen, Aprikosen oder Pfirsichen.

160 Grad Ofentemperatur und eine Garzeit von etwa **40 Minuten** funktioniert eigentlich bei den meisten Kuchen. Aber Achtung, Haushaltsöfen zeigen oft 160 Grad an, ohne wirklich so heiß zu sein. Da muss man seinen Ofen kennen. Daher am besten dabeibleiben und gucken, riechen und fühlen. Dann gelingt der Kuchen und man kann ihn früher oder später aus dem Ofen holen, je nachdem, ob man einen saftigeren Kuchen haben möchte oder einen mit Kruste.

Wenn man einen Schritt weitergehen und mit Cremefüllungen arbeiten möchte, gibt es verschiedene vegane Kaltbindemittel, die man ausprobieren kann, zum Beispiel **Irish Moss, Guarkernmehl, Johannisbrotkernmehl, Agar-Agar oder Mais- und Kartoffelstärke**. Auch hier hat wieder jedes Mittel andere Eigenschaften:

Die Alge **Irish Moss** (Carrageen-Moos) geliert wunderbar, muss davor aber gut gewaschen und über Nacht eingeweicht werden. Verquirlt man die Alge dann eins zu eins mit Obstbrei, entsteht nach circa sechs Stunden eine wunderbare Creme.

Guarkernmehl geliert leicht und wird in minimalen Mengen verwendet. Zu viel davon und die Creme wird schleimig.

Johannisbrotkernmehl kann ein bisschen höher dosiert werden, es braucht circa eine Stunde, bis die endgültige Bindung erreicht ist, und erzeugt eine cremige Konsistenz.

Agar-Agar kann man als vegane Gelatine bezeichnen. Sie besteht aus Rotalgen, muss erhitzt werden und bindet erst nach dem Aufkochen. Nach dem Erkalten reißt eine Agar-Agar-Creme leicht und wirkt ein bisschen wie Gummi. Falls man die Creme noch mal glattrühren will, kann man sie einfach über 70 Grad erhitzen und sie wird wieder weich.

Maisstärke und Kartoffelstärke ergeben eine cremige Konsistenz, wobei Maisstärke weniger schleimt. Die Dosierung liegt hier viel höher als bei Agar-Agar, eher im Esslöffel- als im Messerspitzenbereich. Aber Achtung: Bei Überdosierung wird die puddingähnliche Konsistenz zu fest.

Nach meiner Zeit im »Zerwirk« bin ich wieder auf Reisen gegangen, habe im »Millenium« in San Francisco und im »Blossoming Lotus« auf Hawaii, zwei ebenfalls sehr angesehenen veganen Restaurants, gearbeitet und mein Repertoire erweitert. Wieder zurück in München, fing ich im »Tushita Teehaus« an. Dort habe ich dann die vegane Konditorei für mich entdeckt. Heute habe ich 130 verschiedene Kuchenvariationen im Programm.

Im Grunde ist es ganz leicht, sein Leben zu veganisieren. Das Wichtigste ist: Man muss selbst einkaufen und selbst kochen. Vor allem das Letzte machen die wenigsten Menschen heute noch, wenn man unter Kochen das tatsächliche Zubereiten von selbst gemachten Speisen versteht. Wenn man aber bewusst einkauft und mit Liebe kocht, merkt man ganz automatisch, was der Körper braucht.

Dazu muss man zunächst das gewohnte Einkaufskonzept durchbrechen. Die meisten Menschen kaufen im Grunde immer dasselbe ein. Der Mensch ist ein Gewohnheitstier. Dadurch verhindert man aber, dass man wirklich auf die Bedürfnisse des eigenen Körpers hört, und neigt stattdessen dazu, sich einseitig zu ernähren, ganz egal, ob man nun vegan isst oder nicht. Deshalb ist die erste Übung beim Einkaufen: mit dem Bauch entscheiden und nicht mit dem Kopf.

Dazu sollte man in einen Biomarkt gehen, der möglichst viel Auswahl hat. Zum einen ist die Auswahl im regulären Supermarkt sehr beschränkt, wenn man die Fleisch- und Wursttheke, das Kühlregal und das meiste Convenience-Food weglässt, weil es nicht vegan ist. Zum anderen kommt man im Biomarkt nicht viel teurer weg, wenn man auf Fleisch, Fisch, Eier und Milchprodukte im konventionellen Bereich verzichtet. Im Biomarkt ist einfach alles lebendiger und nicht giftig. Und der Biomarkt hat den Vorteil, dass sich dort vieles entdecken lässt, was man nicht kennt. Regenbogenmangold zum Beispiel oder Petersilienwurzel und Pastinaken, Pak Choi oder japanischer Senfkohl, Topinambur, Palmkohl, Grünkohl, Saurüben ... Einige dieser Gemüse sind schon sehr alt und werden jetzt wieder entdeckt. Manche hat man früher in erster Linie als Tierfutter benutzt, obwohl sie auch uns Menschen gut schmecken. Bei vielen Gemüsearten kommen wir erst allmählich wieder darauf, dass es davon in der Natur nicht nur die eine Sorte gibt, die wir kennen, sondern ganz viele verschiedene. Bei Kartoffeln ist das so, da gibt es nicht nur braune und gelbe, sondern zum Beispiel auch schwarze und violette. Jede Sorte hat andere Eigenschaften und einen anderen Geschmack, jede hat einen anderen Boden genossen. Das Gleiche gilt für Tomaten, Zucchini, Mais, Pilze oder Karotten. Auch Zucchini gibt es in Grün und Gelb, länglich und rund. Karotten müssen nicht zwingend orange, sondern können auch gelb oder violett und dabei unterschiedlich süß sein. Dass wir jeweils nur eine einzige oder wenige Sorten kennen, liegt an unserer industrialisierten Landwirtschaft, die nach DIN-Normen arbeitet, um den Produktionsprozess so effizient wie möglich zu gestalten. Dies gilt auch für die vielen verschiedenen Nusssorten. Einfach mal abwechseln beim Einkaufen: einmal Erdnüsse kaufen, dann Mandeln, dann Macadamianüsse oder Pinienkerne und beim nächsten Mal Walnüsse und so weiter. Auch Linsensorten gibt es zig verschiedene: gelbe, rote, grüne und braune Linsen, Belugalinsen oder auch Mungobohnen. Jede Sorte schmeckt anders. Oder die verschiedenen Getreide und Mehle: Quinoa und Amarant, Hirse, Dinkel, Buchweizen, Reismehl, Sojamehl, Kamut ... Ich kann sie gar nicht alle aufzählen. Mit all diesen Zutaten lässt sich hervorragend experimentieren. Einfach zugreifen, am Anfang nur wenig nehmen und ausprobieren. Der Fantasie sind keine Grenzen gesetzt. Ganz banale Dinge können helfen, den Einkauf neu und anders zu gestalten: mal mit der linken Hand einkaufen statt mit der rechten. Oder im Supermarkt eine andere Route als gewohnt gehen. Schon verändert sich der Blick auf die Waren.

Wichtig ist, dass man bei der Umstellung nicht zu einem Discounter-Veganer wird, denn dann ernährt man sich nicht gesund. Deshalb lautet mein zweiter Tipp: Fertigprodukte aus dem Ernährungsplan streichen. Auch das gilt sowohl für Veganer als auch für Nichtveganer. Wenn man beginnt, sich vegan zu ernähren, will man natürlich die vielen veganen Produkte auf dem Markt probieren. Das ist auch okay. Aber wenn du dich daran gewöhnt hast, geh einen Schritt weiter. Eat fresh! Man braucht die Fertigprodukte nicht. Scheiß durch Scheiß zu ersetzen kann ja nicht das Konzept sein, wenn man sich gesund ernähren will. Deshalb verzichte ich bei vielen meiner Gerichte auf Fleischersatzprodukte und verwende Seitan, Tofu und Tempeh nur sehr sparsam. Obst, Gemüse, Getreide, Hülsenfrüchte und Nüsse allein bieten so viele verschiedene Kombinationsmöglichkeiten, dass der Fleischersatz oft gar nicht nötig ist. Orientalischer Kichererbsensalat mit Pistazien und Datteln zum Beispiel oder indische Dhal-Suppe mit selbst gemachten Chapatis, aber auch Kamut-Spaghetti mit Rucolapesto, Austernpilzen und gefüllten Zucchini oder ganz herzhaft: bayerischer Selleriebraten mit Blaukraut, Kartoffelbrei und Kohlrabigemüse – all das funktioniert wunderbar auch ohne Fleischersatz.

Beim Kochen gilt das Gleiche: nicht alles so wie immer machen, sondern einfach mal ausprobieren. Man kann Gemüse unterschiedlich schneiden: dünne Scheiben, dicke Scheiben, quer, längs, aushöhlen und füllen, Würfel, Streifen, Stifte, spiralisiert oder geraspelt oder im Ofen gebacken ... Jedes Mal sind die Garzeiten anders und das Gemüse schmeckt anders, bleibt mal saftiger oder wird knuspriger.

Der Zubereitung von Tofu – wenn man ihn denn verwenden will – sind keine Grenzen gesetzt. Ich habe viel mit Tofu experimentiert und für mich funktioniert er in Kombination mit Sojasoße am besten. Auch hier sollte man beim Einkauf unbedingt auf gute Qualität achten. Billiger Tofu hat einen sehr hohen Wasseranteil, ist also genau genommen eine Mogelpackung. Auch Sojasoße sollte man unbedingt in Bioqualität kaufen, denn die konventionelle steckt voller Chemie!

Den Tofu also einfach in Scheiben schneiden, in der Pfanne anbraten und mit Sojasoße ablöschen, bis er am Boden der Pfanne anzukleben beginnt. Dann wieder mit einem Schuss Soße ablöschen, bis er sich vom Pfannenboden löst, ohne auseinanderzufallen, und so weiter, bis der Tofu einen Großteil des Wassers verloren und den Geschmack der Sojasoße angenommen hat. Diese Prozedur lässt sich beliebig variieren, je nachdem, wozu der Tofu später passen soll. Die Sojasoße kann auch wunderbar mit Rot- oder Weißwein kombiniert werden, mit Orangen- oder Apfelsaft, mit Kurkuma oder Kardamom oder mit frischen Gewürzen wie Rosmarin oder Thymian.

Das Spannende an der veganen Küche ist ja, dass sie noch nicht eingefahren ist, einfach weil sie sehr jung ist und es noch keine Traditionen gibt. Man muss nicht erst aus alten Gewohnheiten ausbrechen, um kreativ zu sein.

Surdham Göb, Jahrgang 1976, wuchs praktisch in der Küche auf. Mit 19 Jahren wurde er Küchenchef im Osho-Tao-Meditationszentrum München, mit 25 Jahren führte er seinen eigenen veganen Imbissstand auf dem Tollwood, einem alternativen Festival in München. Ab 2005 baute er als Küchenchef das »Zerwirk«, Deutschlands erstes veganes Restaurant, mit auf. Darauf folgten viele weitere Stationen in veganen Restaurants in Stuttgart, München, Paris, San Francisco, Hawaii und New York. Heute ist er Kochbuchautor, Caterer, Gastronomieberater und gibt Kochkurse.

DAS SAGT DER ARZT

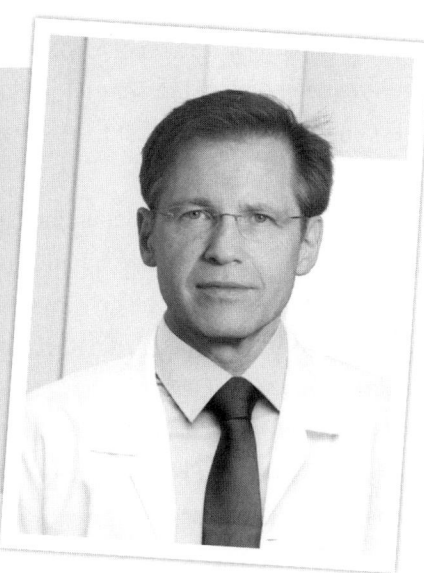

Für Dr. med. Ernst Walter Henrich steht fest: Eine abwechslungsreiche vegane Ernährung ist die gesündeste Ernährung, die es gibt. Damit steht er nicht allein da. Immer mehr renommierte Ärzte und Ernährungswissenschaftler sehen dies genauso.

Als ich 1993 wider Willen meinen Hund Felix bekam, habe ich zum ersten Mal Empathie für Tiere entwickelt. Durch diesen Prozess stellte sich für mich auch die Frage, ob ich überhaupt Tiere essen sollte. Ich fragte mich: »Warum esse ich andere Tiere?«, und dann auch: »Warum gebe ich Felix andere Tiere zum Essen?« Ausgehend von diesen Fragen habe ich mich besonders intensiv in die ernährungswissenschaftliche Literatur eingearbeitet und mich mit ernährungswissenschaftlichen Studien auseinandergesetzt.

Dazu muss man wissen, dass das Thema Ernährung im Medizinstudium, wenn überhaupt, nur eine sehr marginale Rolle spielt. Die Kenntnisse eines Mediziners zur Ernährung gehen also in der Regel nicht weit über das Wissen des Normalbürgers hinaus.

Das ist auch nicht weiter verwunderlich, denn das Geschäftsmodell der Medizin beruht ja eben nicht auf der Verhütung von Erkrankungen, sondern auf deren Therapie. Natürlich sind nicht alle Ärzte reine Geschäftsleute. Das muss an dieser Stelle betont werden. Es gibt auch viele Kollegen, die sich der Gesunderhaltung der Menschen verpflichtet haben. Dennoch ist unbestritten, dass Kliniken, Ärzte und die Pharmaindustrie nur dann Geld verdienen, wenn Krankheiten existieren. Daher liegt es in der Natur der Sache, dass überwiegend zur Heilung von Erkrankungen geforscht wird – weitaus mehr als dazu, wie diese Erkrankungen vermieden werden können. Ein sehr unglücklicher und moralisch verwerflicher Weg, der viel Leid bei den Menschen verursacht.

Als ich mich in das Thema Gesundheitsprävention durch Ernährung tief einarbeitete, war ich sehr erstaunt über das, was ich in der ernährungswissenschaftlichen Literatur und in den ernährungswissenschaftlichen Studien fand: nämlich das exakte Gegenteil von dem, was die meisten Ärzte und auch die Bevölkerung zu diesem Thema denken. Gemeinhin geht man ja davon aus, dass Fleisch, Milch, Eier und Fisch zu einer ausgewogenen, gesunden Ernährung gehören, aber die Studienlage ergab eine gänzlich andere Situation. Dort ist zweifelsfrei belegt, dass Tierprodukte extrem gesundheitsschädlich sind und für die häufigsten Erkrankungen und Todesursachen in westlichen Gesellschaften, also für Krebs, Herz-Kreislauf-Erkrankungen, Diabetes und so weiter, verantwortlich sind.

Die Forschungsergebnisse der letzten Jahre belegen darüber hinaus: Bluthochdruck, Alzheimer, Multiple Sklerose, Nierensteine, hohe Cholesterinwerte, Übergewicht und Autoimmunerkrankungen gehen oft auf eine falsche Ernährung zurück. In den allermeisten Fällen sind genau das hochgelobte tierliche Eiweiß, Hormone und weitere Substanzen aus Tierprodukten Hauptauslöser für diese Erkrankungen.

Mehrere Studien haben tierliches Protein als den stärksten krebsfördernden Faktor identifiziert, nicht nur beim Menschen, sondern auch bei Tieren. Professor Dr. T. Colin Campbell berichtet in der *China Study*, dass zum Beispiel das in Kuhmilch enthaltene Protein Kasein ein großer Förderer von Krebswachstum ist. Potenziert wird das Krebsrisiko noch zusätzlich durch die Hormone, die in Tierprodukten enthalten sind, darunter Sexualhormone und Wachstumshormone. Die einzige für den menschlichen Körper geeignete Milch ist die menschliche Muttermilch für Säuglinge. Es gibt keinen medizinischen oder ernährungsphysiologischen Grund, dem Menschen in irgendeinem Stadium seines Lebens Kuhmilch oder irgendeine andere Tiermilch zu geben. Jede Muttermilch ist auf die Bedürfnisse der jeweiligen Spezies zugeschnitten. Ein Kalb verdoppelt sein Körpergewicht innerhalb von rund 50 Tagen, ein menschliches Baby innerhalb von 180 Tagen. Die Muttermilch für ein menschliches Baby muss also völlig anders zusammengesetzt sein als die für ein Kalb. Schon ein medizinischer Laie kann sich vorstellen, dass einiges in Unordnung gerät, wenn Kuhmilch als »Wachstumshormoncocktail« auf den menschlichen Körper trifft, für den sie in keinster Weise geeignet ist,.

Vor allem Prostatakrebs als häufigster Krebs beim Mann und Brustkrebs als häufigster Krebs bei der Frau sind mit dem Konsum von Milchprodukten verbunden, was vermutlich auch auf der Erhöhung eines Hormons beruht, das »insulin-like growth factor« (IGF-I) genannt wird. IGF-I ist in Kuhmilch enthalten und wird in erhöhten Konzentrationen im Blut von Personen nachgewiesen, die regelmäßig Milchprodukte konsumieren. Auch etwa 65 Prozent der Östrogene, die mit der Nahrung aufgenommen werden, stammen aus Milchprodukten. Östrogene und deren Metabolite sind ein Risikofaktor für Brust-, Eierstock- und Prostatakrebs, was auf ihre Fähigkeit zurückzuführen ist, das Zellwachstum zu beeinflussen. Eine Studie, die zeigte, dass Milchkonsum das Brustkrebsrisiko steigert, konnte 15 verschiedene Östrogen-Metabolite in unterschiedlichen Milchprodukten nachweisen. Die WHO-Zahlen zur Brustkrebshäufigkeit weltweit decken sich mit denen zur Höhe des Milchkonsums: Die westlichen »Milchländer« mit dem höchsten Milchkonsum haben die höchsten Brustkrebsraten.

Fall-Kontroll-Studien in verschiedenen Bevölkerungsgruppen haben zudem eine starke und konsistente Verbindung zwischen Serum-IGF-I-Konzentrationen und dem Risiko für Prostatakrebs nachgewiesen. Eine Studie zeigte, dass die Männer, die die höchsten IGF-I-Werte aufwiesen, ein fast zweifach erhöhtes Risiko für Prostatakrebs hatten, verglichen mit denjenigen, die die niedrigsten Werte aufwiesen.

Eierstockkrebs hängt wahrscheinlich auch mit dem Verzehr von Milchprodukten zusammen. In einer Studie aus Dänemark, einem Land mit einer der höchsten Raten an Eierstockkrebs in der Welt, konnte nachgewiesen werden, dass Frauen, die mehr als zwei Portionen Milch pro Tag konsumierten, ein fast zweimal so hohes Risiko aufwiesen, an Eierstockkrebs zu erkranken, als Frauen, die weniger als eine halbe Portion pro Tag aufnahmen. Eine weitere Untersuchung zum Krebsrisiko durch Milch und Milchprodukte zeigte außerdem, dass bei den Kindern, die Milch und Milchprodukte konsumierten, später die Darmkrebsrate um fast das Dreifache erhöht war, unabhängig davon, ob Fleisch, Früchte, Gemüse verzehrt wurden, und auch unabhängig von den sozioökonomischen Indikatoren.

Tierprodukte als Nahrungsmittel stellen außerdem die größte Quelle von Umweltgiften dar. Laut einer Untersuchung des Schweizer Bundesamts für Gesundheit (BAG) stammen 92 Prozent aller Giftstoffe in der Nahrung, darunter Dioxine und Polychlorierte Biphenyle (PCB), aus Tierprodukten. Der größte Lieferant für Giftstoffe ist die Milch mit einem Anteil an der Schadstoffbelastung von 47 Prozent, noch vor Fisch mit 22 Prozent und Fleisch mit 21 Prozent. Pflanzliche Lebensmittel haben dagegen der Studie zufolge nur einen Anteil von acht Prozent. Angesichts dieser Fakten ist es erstaunlich, dass immer noch so viele Menschen glauben, eine vegane Ernährung könne nicht gesund sein. Genau das Gegenteil ist der Fall.

Auch Herz-Kreislauf-Erkrankungen werden in der Regel durch tierliche Produkte ausgelöst. Hier spielen die Tierproteine, die gesättigten Fettsäuren sowie das Cholesterin eine entscheidende Rolle. Nimmt der Körper zu viel an Tierproteinen, gesättigten Fettsäuren und Cholesterin auf, lagern sich diese in den Arterien ab. Arteriosklerose ist die Folge. Das Risiko, einen Herzinfarkt oder einen Gehirnschlag zu erleiden, steigt enorm.

Der renommierte amerikanische Arzt Dr. Caldwell B. Esselstyn schreibt in seinem Buch *Prevent and Reverse Heart Disease* aus dem Jahr 2007, dass bereits 70 Prozent aller amerikanischen Kinder im Alter von nur 12 Jahren durch die typische westliche Ernährung mit Fleisch, Milch, Milchprodukten und raffinierten Zuckern Fettablagerungen in ihren Arterien aufweisen. Finnland gehörte im Jahr 2000 mit 252 Kilogramm pro Kopf zu den Ländern mit dem höchsten Milch- und Milchproduktekonsum und hat die weltweit höchste Infarktsterblichkeit. In Griechenland, wo am wenigsten Milch- und Milchprodukte in der Europäischen Union konsumiert werden, ist die Infarktsterblichkeit am geringsten. In Deutschland sterben etwa 40 Prozent der Bevölkerung an einer Herz-Kreislauf-Erkrankung und mehr als 25 Prozent sterben an Krebs.

Auch Diabetes steht in direktem Zusammenhang mit dem Konsum von tierlichen Nahrungsmitteln, Weißmehl und raffiniertem Zucker. Wer tierliche Produkte zu sich nimmt, hat oft ein

DAS SAGT DER ARZT

höheres Körpergewicht als Menschen, die sich ausgewogen rein pflanzlich ernähren. Und übergewichtige Menschen haben ein höheres Risiko, zuckerkrank zu werden. Das gilt in erster Linie für den Diabetes Typ 2, der früher auch »Altersdiabetes« genannt wurde. Heute ist diese Bezeichnung nicht mehr zeitgemäß, weil auch immer mehr Kinder und Jugendliche unter Diabetes Typ 2 leiden. In einer Studie der spanischen Universitäten von Córdoba und Granada wurde Adipositas im Kindesalter untersucht. Ein erhöhter Verzehr tierischer Proteine, besonders in frühen Lebensphasen, begünstigt die Entstehung von Übergewicht und Insulinresistenz bzw. Diabetes. Das Gleiche trifft auf ballaststoffarme Ernährungsformen mit zu vielen Süßigkeiten und Weißmehlprodukten zu.

Der Diabetes Typ 1, an dem man in der Regel bereits im Kindesalter erkrankt, wird bei entsprechender genetischer Vorbelastung typischerweise durch den Konsum von Kuhmilch im Babyalter ausgelöst. Verabreicht man Babys Kuhmilch, bildet deren Körper Antikörper gegen bestimmte Proteinfragmente, die aus der Kuhmilch stammen. Diese Antikörper können die Bauchspeicheldrüse angreifen und die insulinbildenden Zellen schädigen. Eine finnische Studie aus dem Jahr 2001 mit 3000 Kindern, die ein genetisch erhöhtes Risiko für die Entwicklung von Diabetes aufwiesen, hat gezeigt, dass eine frühe Fütterung mit Kuhmilch zu einer erhöhten Anfälligkeit für Typ-1-Diabetes bei Kindern führt.

Schließlich scheint auch ein Zusammenhang von rheumatoider Arthritis und Migräne mit Milchprodukten zu bestehen. Einer der häufigsten diätetischen Auslöser von Migräne- und Arthritisschmerzen sind Milchprodukte. Selbst kleine Mengen können eine Schmerzattacke auslösen. Wie Versuche zeigen, ist es möglich, die Schmerzen durch das Weglassen von Milchprodukten und anderen krankmachenden Lebensmitteln zu verringern. Im Erwachsenenalter erreichen zwischen 20 und 50 Prozent der Patienten eine Verringerung oder sogar eine Beseitigung ihrer Migräne, wenn häufige Auslöser, wie Milchprodukte, vermieden werden. Laut mehreren Studien konnte etwa die Hälfte der Patienten mit Arthritis von einer veganen Ernährung profitieren, darunter auch einige, bei denen keine Auslöser in der Nahrung gefunden werden konnten. Eine Studie zur Beurteilung des Einflusses einer vier Wochen dauernden, fettarmen veganen Ernährung auf Rheumapatienten konnte signifikante Veränderungen bei den Symptomen, eine Verbesserung der Funktion, eine Abnahme sowohl der Druckempfindlichkeit als auch der Gelenkschwellung, eine Reduzierung der morgendlichen Steifheit und der Schmerzen nachweisen.

Dass dieses Wissen in den westlichen Industriegesellschaften so wenig verbreitet ist und stattdessen die Tierindustrie mit ihren großen Werbebudgets die Lügen über die Vorteile von Tierprodukten propagiert, hängt damit zusammen, dass keiner mit der Gesunderhaltung der Menschen Geld verdient. Die Tierindustrie wird zudem mit Milliarden Euro staatlich subventioniert. Darüber hinaus ist die Politik aufs Engste mit dieser Industrie verbunden. Das Interesse an gesundheitlicher Aufklärung in der Politik ist entsprechend gering. Vor allem die Agrarminister und Verbraucherschutzminister stehen in engem Kontakt mit den Bauernverbänden und den Lobbyisten der Nahrungsmittelindustrie. So verwundert es kaum, dass das Verbraucherschutzministerium von Ilse Aigner auf seiner Website rechtlich und moralisch bedenkliche Werbung für Milch und Milchprodukte machte.

Eine abwechslungsreiche vegane Ernährung dagegen versorgt den Menschen mit allen essenziellen, also notwendigen, Nährstoffen, ohne ihn mit den in Tierprodukten enthaltenen Schad- und Giftstoffen zu belasten. Dies ist auch der Grund, warum immer mehr Spitzensportler auf eine gesunde vegane Ernährung umstellen. Man spürt, dass der Körper durch die geringere Belastung schneller regeneriert und daher leistungsfähiger wird. Die Verdauung wird durch die nur in Pflanzennahrung enthaltenen Faserstoffe deutlich verbessert. Das Hautbild wird reiner und einige Hauterkrankungen wie Akne, die mit dem Konsum von tierlichem Eiweiß, insbesondere Milch und Milchprodukten, maßgeblich zusammenhängen, werden deutlich verbessert.

In Bezug auf die Ernährung kursieren in der Gesellschaft einige sehr langlebige Mythen. Dazu gehört auch der durch die manipulative Werbung der Tierindustrie erzeugte Irrglaube, Milch sei ein für Menschen lebenswichtiges und gesundes Nahrungsmittel. Die Empfehlungen für Milch als wertvollen Kalziumspender tauchen immer wieder auf. Diese Werbebehauptung wurde jedoch von den Werbefachleuten der Lebensmittelindustrie erdacht. So wird gerne mit dem in Kuhmilch enthaltenen Kalzium geworben und dabei verschwiegen, dass der Körper durch Kuhmilch und andere Tierproteine auch Kalzium über die Nieren verliert. Mit anderen Worten: Milch und andere Tierprodukte entziehen dem Körper allem Anschein nach jede Menge Kalzium! Nicht umsonst sind die Osteoporose-Raten in den Ländern am höchsten, in denen am meisten Milch getrunken wird, und am niedrigsten in den Ländern, in denen am wenigsten Milch getrunken wird.

Die China Study

Das China-Projekt ist die umfassendste jemals durchgeführte Studie über den Zusammenhang von Gesundheit und Ernährung. Über Jahrzehnte hinweg untersuchten Professor Dr. T. Colin Campbell und sein wissenschaftliches Team unterschiedliche Bevölkerungsgruppen in China, deren Krankheiten und Ernährung. China bot für diese Untersuchung geradezu ideale Bedingungen: Die Gesellschaft ist genetisch gesehen relativ homogen. Gleichwohl ist sie in Bezug auf die Ernährung gespalten. Die Landbevölkerung ernährt sich traditionell arm an tierlichen Produkten. Die Stadtbevölkerung hingegen hat sich weitgehend an die Ernährungsgewohnheiten westlicher Industrienationen mit einem hohen Anteil tierlicher Produkte angepasst. Insofern lassen sich die Auswirkungen der veränderten Essgewohnheiten sehr gut miteinander vergleichen. Professor Campbell veröffentlichte die Ergebnisse dieser gigantischen Ernährungsstudie 2005 in einem Buch, der *China Study*.

Professor Campbell und sein Team fanden heraus, dass das Vorkommen der häufigsten Krankheiten, wie Herz-Kreislauf-Erkrankungen, Krebs, Diabetes, Fettleibigkeit, hoher Blutdruck, Alzheimer und weitere Krankheiten, signifikant mit dem Konsum von Tierprodukten korreliert. Denn es waren in erster Linie Stadtbewohner, die unter diesen schwerwiegenden Krankheiten litten. Die Menschen waren in der Regel gesünder, je weniger Nahrungsmittel tierlichen Ursprungs und je mehr pflanzliche Lebensmittel sie konsumierten. Die Zusammenfassung der Ergebnisse spricht zweifelsfrei für eine rein pflanzliche Ernährung ohne Tierprodukte als gesündeste Ernährung.

Kalzium aus pflanzlicher Nahrung kann vom Körper in der Regel sogar besser verwertet werden. Die Bioverfügbarkeit von Kalzium aus der Milch ist im Vergleich zu verschiedenen kalziumreichen Gemüsesorten, wie zum Beispiel Brokkoli oder grünem Blattgemüse, relativ gering. Das bedeutet, dass die Milch zwar reich an Kalzium ist, aber dieses Kalzium vom Körper nicht so gut aufgenommen werden kann. Selbst wenn dem nicht so wäre, würde ein einziger Nährstoff noch nicht den Verzehr eines gesundheitsschädlichen Produktes wie

Milch rechtfertigen. Das Ausloben gesundheitlicher Vorteile der Milch aufgrund von Eiweiß und Kalzium ist in etwa so absurd, als würde man Giftpilze als gesund propagieren, nur weil unbestritten auch Vitamine und Mineralstoffe in diesen Giftpilzen enthalten sind.

Weit verbreitet ist auch der Glaube, dass Veganer unter allen möglichen Mangelerscheinungen leiden. Das ist aber bei einer abwechslungsreichen veganen Ernährung unter Beachtung der sieben goldenen Regeln einer gesunden Ernährung ausgeschlossen. Vegane Ernährung ist zwar tatsächlich eine Mangelernährung, jedoch in einem völlig anderen Sinne: Es mangelt nicht an lebenswichtigen Nährstoffen, sondern lediglich an gesundheitsschädlichen Substanzen.

Pflanzliche Lebensmittel enthalten gesundes pflanzliches Eiweiß, welches nach dem aktuellen Stand der Wissenschaft keine schädigende Wirkung besitzt, uns aber mit allen essenziellen Aminosäuren, den Bausteinen von Eiweiß, versorgt. Tatsächlich liegen Veganer sogar als einzige Gruppe innerhalb der von der Wissenschaft empfohlenen Werte, was die Versorgung mit Eiweiß betrifft. Vegetarier und Fleischesser liegen meistens deutlich über dem gesundheitlich noch akzeptablen Bereich.

Eine ausgewogene, abwechslungsreiche pflanzliche Ernährung stellt auch die Versorgung von Mikronährstoffen, wie Mineralstoffen und Vitaminen, sicher. Die einzige Ausnahme stellt Vitamin B_{12} dar.

Auch ein möglicher Mangel an Vitamin B_{12} muss häufig als Argument gegen eine vegane Ernährung herhalten. Allerdings ist es so, dass weder Tiere noch Pflanzen Vitamin B_{12} produzieren. Vitamin B_{12} wird ausschließlich von Bakterien gebildet. Bakterien sind besonders in leicht verderblichen Tierprodukten zu finden. Denkbar wäre eine Vitamin-B_{12}-Aufnahme aber auch, wenn Gemüse auf gutem, gesundem Ackerboden wächst und nicht zu gründlich gereinigt wird. Da wir uns der Qualität der Böden aber nicht sicher sein können und sich die hygienischen Verhältnisse verändert haben, rate ich dringend zu einer Vitamin-B_{12}-Nahrungsergänzung und nicht dazu, sich auf andere, unsichere Quellen zu verlassen. Fleischesser und Vegetarier sind mindestens genauso häufig von einem Vitamin-B_{12}-Mangel betroffen, da die Vitamin-B_{12}-Resorption mit zunehmendem Alter und bei Magen-Darm-Störungen oft deutlich herabgesetzt ist.

DAS SAGT DER ARZT

Auch ein möglicher Eisenmangel wird immer wieder als Argument gegen eine vegane Ernährung angeführt. Hier muss man zunächst wissen, dass Eisenmangel in den seltensten Fällen ernährungsbedingt entsteht, sondern in erster Linie durch einen erhöhten Blutverlust etwa aufgrund von Regelblutungen oder okkulten Blutungen im Darm zustande kommt. Eisenmangel tritt also insbesondere auch bei einer omnivoren Ernährung auf – steht also nicht in Zusammenhang mit einer rein pflanzlichen Ernährung. Um bei Eisenmangel die Aufnahme von Eisen durch die Nahrung zu erhöhen, empfehle ich den Konsum Vitamin-C-haltiger Getränke wie Orangensaft oder anderer Fruchtsäfte zum Essen.

Studien konnten übrigens auch nachweisen, dass eine übermäßige Aufnahme von sogenanntem Hämeisen aus Fleisch und Fleischprodukten mit erheblichen gesundheitlichen Schäden verbunden sein kann.

Eine ausgewogene vegane Ernährung ist sehr viel einfacher zu praktizieren, als die meisten Menschen glauben. Man muss dazu weder ein ausgewiesener Ernährungsexperte sein, noch ist es notwendig, Lebensmittel auf besondere Weise zu kombinieren, um ausreichend versorgt zu sein. Durch die Auswertung der wissenschaftlichen Literatur kommt man zu sieben einfachen Hauptregeln einer gesunden veganen Ernährung, die leicht zu merken und zu beachten sind:

1. Am wichtigsten ist, dass man sich **so abwechslungsreich wie möglich** ernährt.
2. **Vitamin B$_{12}$** sollte man **als Nahrungsergänzung** zu sich nehmen, ebenso im Winter Vitamin D$_2$ oder Vitamin D$_3$ aus veganer Quelle.
3. Vitamin-C-haltige Getränke zu den Mahlzeiten optimieren die Eisenaufnahme.
4. **Raffinierten Zucker und Weißmehl** sollte man **möglichst meiden**, denn diese sind für den menschlichen Körper in hohem Maße schädlich.
5. **Fette und Öle** sollte man **möglichst sparsam verwenden**. Das gilt sowohl für tierliche als auch für pflanzliche Fette. Dies gilt aber nicht für vegane Kleinkinder, die noch eine hohe Kaloriendichte benötigen.
6. **Industriell verarbeitete Nahrungsmittel** sollte man **eher selten konsumieren**.
7. **Den größten Teil der Nahrung sollten frische Früchte, Gemüse, Hülsenfrüchte und Vollkornprodukte ausmachen.**

Damit die Menschen ganz einfach den Zugang zu einer gesunden veganen Ernährung finden, habe ich die Initiative »VEGAN GESUND« gestartet. Auf www.VeganGesund.info kann man einen Monat lang eine gesunde vegane Ernährung mit kulinarischen Rezepten eines Schweizer Meisterkochs unter Beachtung der sieben goldenen Regeln praktizieren. Schon nach dieser kurzen Zeit wird sich das allgemeine Wohlbefinden, die geistige und körperliche Leistungsfähigkeit spürbar verbessern. Auch wird man sich, ohne zu hungern, seinem Idealgewicht deutlich nähern.

Kinder vegan zu ernähren ist nicht nur vertretbar, sondern aus gesundheitlichen Gründen sogar notwendig. Fleisch, Fisch, Milch, Milchprodukte und Eier sind bei Betrachtung der wissenschaftlichen Studien höchst gesundheitsschädliche Nahrungsmittel. Schon der gesunde Menschenverstand dürfte einem Laien klarmachen, dass ungesunde Nahrungsmittel weder während einer Schwangerschaft für die Mutter oder das ungeborene Kind noch für Kleinkinder gesund sein können. Die gesundheitsschädlichen Bestandteile in Tierprodukten sind natürlich schädlich für die Schwangere, ungeborene Babys und Kinder! Aber tierisches Eiweiß, Cholesterin, gesättigte Fettsäuren, Sexual- und Wachstumshormone bleiben in jedem Alter gesundheitsschädlich. Jedes Kind hat es verdient, durch die gesündeste Ernährung die bestmöglichen Startchancen ins Leben bei bester körperlicher und geistiger Gesundheit zu erhalten. Jedem Kind steht deshalb eine gesunde, abwechslungsreiche vegane Ernährung zu.

DAS SAGT DER ARZT

Dr. med. Ernst Walter Henrich, Jahrgang 1958, studierte Medizin in Köln und promovierte 1986 an der dortigen medizinischen Fakultät. Nach seiner naturheilkundlichen Fortbildung erhielt er 1988 durch die Ärztekammer die Erlaubnis zum Führen der Zusatzbezeichnung »Naturheilverfahren«. Er spezialisierte sich auf Gebiete der Gesundheitsvorsorge – insbesondere auf gesunde Ernährung und Hautpflege – und lehrt diese Fachbereiche seit vielen Jahren auf Fortbildungsseminaren. Er lebt in Freienbach in der Schweiz und ist Gründer der »Dr. med. Henrich ProVegan Stiftung«

Seine veganen Projekte:

Dr. med. Henrich ProVegan Stiftung:

— *Informationen zum Veganismus: www.ProVegan.info*

— *Umsetzung der Informationen in gesunde vegane Ernährung, www.VeganGesund.info*

Konzeption und Herstellung von veganen Hautpflegeprodukten, www.SkinIdent.com

WILLKOMMEN IN UNSERER KÜCHE!

Nicole Just und Felicia Meyer-Jendro setzten mit ihrem veganen Supper Club neue Impulse in der Berliner Gastroszene.

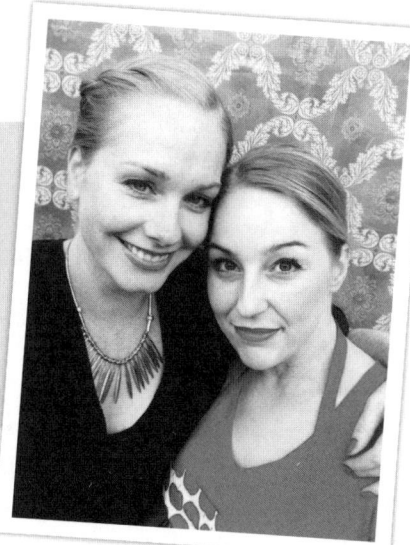

FELICIA: Jamie Oliver, der englische Starkoch, hat im Jahr 2008 etwas ziemlich Spektakuläres gemacht. Er lud betuchte Gäste zu einem edlen Dinner ein. Statt ihnen jedoch nur ein mehrgängiges Menü zu kredenzen, führte er ihnen vor, welche Auswirkungen Massentierhaltung hat. Dazu servierte er auf jedem der runden Tische ein Silbertablett mit flauschigen Küken – mit männlichen Küken wohlgemerkt. Dann bat er seine Gäste, die Küken vorsichtig in eine durchsichtige Kiste zu heben und sie zu ihm nach vorne auf die Bühne zu bringen. Dort erklärte er gemeinsam mit Experten aus der Branche, was mit männlichen Küken geschieht, die ja nicht in der Lage sind, Eier zu legen, und für die Lebensmittelindustrie deshalb keinerlei Nutzen haben. Und zwar mit allen männlichen Küken weltweit, egal, ob es um industrielle Eierproduktion geht oder um Hühner, die später auf dem Biohof Eier legen. Denn da kommen auch nur die weiblichen Hühner an. Vor den Augen der schockierten Gäste vergaste er die Küken in dem Glaskasten mit Kohlendioxid. Diese Show wurde damals ausgerechnet auf RTL II übertragen – und ich habe sie gesehen. Ich war entsetzt – und wurde Vegetarierin. Das war am 2. Mai 2008.

Trotzdem habe ich mich zuerst noch geweigert, das alles so richtig zu glauben. Also habe ich mich an den Rechner gesetzt und begonnen zu googeln. Ich dachte, wenn ich eine Schlachtung mit meinem Gewissen vereinbaren kann, dann kann ich auch weiter Fleisch essen. Aber dann habe ich Videos von Biotierschlachtungen gefunden und die waren genauso grauenvoll wie alle anderen. Das liegt daran, dass auch die meisten Biobauern ihre Tiere in reguläre Schlachthöfe bringen, um sie schlachten zu lassen. Was ich sah, hat mich über Tage in eine regelrechte Depression gestürzt. Die Kuh, die ich in einem Video sah, war noch gar nicht richtig tot, als sie längst kopfüber am Haken hing. Als man sie der Länge nach aufschlitzte, hat sie noch gezappelt. Dann haben sie ihr die Gliedmaßen abgeschnitten und sie hat immer noch geschrien. Dazu muss man wissen: Das war eine Schlachtung, für die der Bauer eine Drehgenehmigung erteilt hatte. Ich dachte: Wenn man so etwas freigibt, weil man denkt, es sei okay, dann will ich nicht wissen, was passiert, wenn niemand filmt.

Nachdem ich auf all diese Infos gestoßen war, beschloss ich, auch keine Eier mehr zu essen. Mit der Milch war es ähnlich. Ich las immer mehr und machte mir Gedanken, wie unnatürlich das alles ist: dass eine Kuh ständig kalben muss, um so viel Milch zu geben, und dass ihr die Kälbchen sofort nach der Geburt weggenommen werden, damit wir die Milch konsumieren können. Je mehr ich sah und las, desto weniger Eier und Milchprodukte konnte ich noch essen. Und irgendwann war ich dann vegan.

NICOLE: Ich bin sofort Veganerin geworden. Von einem Tag auf den anderen. Ich stamme aus einer Fleischerfamilie. Mein Großvater war Fleischermeister und Jäger. Zu Weihnachten gab es bei uns immer drei Sorten Fleisch: Wildschwein, Reh und Schwein zum Beispiel. Ich habe immer viel Fleisch gegessen – ohne darüber nachzudenken. Meine Steaks mochte ich blutig. Dann fiel mir im Mai 2009 durch Zufall das Buch *Skinny Bitch* von Rory Freedman und Kim Barnouin in die Hände. Der Untertitel der deutschen Ausgabe lautet: »Die Wahrheit über schlechtes Essen, fette Frauen und gutes Aussehen – Schlanksein ohne Hungern!«, und ich wollte einfach wissen, was sich hinter so einem Titel verbirgt. Ich las und las und irgendwann kam das Kapitel über Milch und dann das Kapitel übers Schlachten. Da saß ich gerade im Bus zur Arbeit. Ich konnte das Kapitel nicht zu Ende lesen. Es ging einfach nicht. Als ich bei der Arbeit ankam, war ich vegan.

Ich wusste einfach: Es gibt kein Zurück mehr. Was ich gelesen hatte, konnte ich nicht mehr vergessen. Im Grunde ist das ein bisschen absurd. Man würde denken, dass jemand, der

WILLKOMMEN IN UNSERER KÜCHE!

aus einer Fleischerfamilie stammt, weiß, was da passiert. Mein Opa hat früher auch Hausschlachtungen auf den Bauernhöfen Bekannter gemacht. Zu so einem Ereignis kamen alle Bekannten und Verwandten zusammen, um zu helfen. Das geschlachtete Tier wurde von Kopf bis Fuß verarbeitet. Dafür gab es oft eigens eine Wurstküche mit großen Kesseln. Meine Mutter hat in den Ferien auch oft bei der Wurstproduktion mitgeholfen. Doch meine Eltern haben immer dafür gesorgt, dass ich nicht dabei war, wenn die Tiere getötet wurden.

Natürlich habe ich insgeheim gewusst, wo das Fleisch herkommt und dass es nicht immer so zugeht wie bei den Hausschlachtungen auf dem Land. Aber ich habe mir einfach nie Gedanken darüber gemacht, dass das Schweinefleisch, das ich im Supermarkt kaufe, nicht so entstanden ist, sondern dass das Tier mit Tausenden anderen Tieren irgendwo zusammengepfercht ein leidvolles Dasein fristen musste. Die Verdrängungsleistung, zu der wir alle in der Lage sind, ist erstaunlich. Die Verbindung zwischen dem Lebewesen, das so ein Stück Fleisch mal war, und dem toten Hühnchen, das wir dann zubereiten, ist einfach gekappt.

Als ich nach der Lektüre von *Skinny Bitch* an der Arbeitsstätte angekommen war, habe ich zum ersten Mal gemerkt, wie unvegan unser Alltag ist. Das fing schon mit der Milch im Kaffee an. Dann kam das Mittagessen und ich wusste erst gar nicht, was ich nehmen sollte. Abends bin ich nach Hause gefahren und habe meine Küchenschränke ausgemistet und alles verschenkt. Natürlich musste ich im selben Atemzug meinen Kollegen davon berichten. Das war ein sehr interessantes Erlebnis, denn ich war durch das Buch sehr euphorisiert. Ich dachte, meine Kollegen würden von der Idee genauso begeistert sein wie ich. Aber im Gegenteil: Ich bin gegen eine Mauer gelaufen. Da habe ich zum ersten Mal gemerkt, wie wahnsinnig blöd die meisten Menschen Veganismus finden.

Ich habe trotzdem angefangen, meine Essgewohnheiten von Grund auf zu überdenken. Aber auf all das, womit ich aufgewachsen bin, auf all die deftigen Gerichte wollte ich nicht verzichten. Anfangs habe ich Stunden in Supermärkten und Bioläden zugebracht und geguckt, was es da alles gibt. Ich hatte stets oft und gerne gekocht, aber da ging es erst richtig los. Ich habe die ganzen alten Rezepte von meiner Oma herausgesucht und überlegt, wie ich sie vegan machen könnte. So habe ich ziemlich schnell gemerkt, dass man auf gar nichts verzichten muss. Heute mache ich sogar veganes Schmalz, das köstlich schmeckt! Irgendwann begann ich, meine Rezepte auch auf meinem Blog www.vegan-sein.de online zu stellen.

FELICIA: Ich hatte am Anfang auch erst mal ziemliche Probleme. Ich bin in Südfrankreich aufgewachsen und habe als Kind meiner Oma dabei zugesehen, wie sie Wildschweinen den Kopf abgehackt hat, um daraus Pastete zu machen. Mein Vater hatte mehrere Restaurants hier in Berlin und ich habe während meines Jurastudiums immer Vollzeit in der Gastronomie gearbeitet. Genau wie Nicole bin ich auch nicht vegan geworden, weil mir Fleisch nicht schmeckt, sondern weil ich es ethisch nicht mehr vertretbar finde. Nun konnte ich aber nicht mehr mit meinen Freunden essen gehen. Ich habe einfach nirgends mehr etwas bekommen. »Du bist WAS?«, fragten meine Kollegen. Die waren völlig entgeistert. Meine Motivation war nicht, Teil der »veganen Szene« zu werden, sondern einfach ethisch vertretbar zu essen und weiterhin wie gewohnt mit meinen alten Freunden auszugehen. Also dachte ich: »Berlin, ick vegane dir!«

Dahinter steckt derselbe Ansatz wie bei Nicole. Es hat keinen Sinn, wenn Veganer sich in ihrer Nische verstecken. Damit ist den Tieren nicht geholfen. Veganismus muss in der Mitte der Gesellschaft ankommen. Also habe ich meine Kontakte in der Gastronomie genutzt und begonnen, meine Kollegen und Freunde zu überreden, ein oder zwei vegane Gerichte in ihr Menü mitaufzunehmen oder das Personal so zu schulen, dass es weiß, was vegan heißt. Meine Argumentation war ganz einfach: Ich habe erklärt, dass ich als Veganerin eine attraktive Kundin bin. Ich sagte: »Meine Freunde und ich, wir würden hier gerne Geld ausgeben, es uns gut gehen lassen, essen, trinken und feiern, aber wir wollen keine tierischen Produkte essen. Was kann man denn da machen?« Das hat wirklich sehr gut funktioniert. Einige meiner ehemaligen Arbeitsstellen bieten jetzt vegane Gerichte an. Und diese Erfolge habe ich auf meinem Blog dokumentiert.

NICOLE: Kennengelernt haben wir uns auf einer Filmvorführung im »Veganz«, einem veganen Supermarkt in Berlin. Weil wir zu der Zeit beide bereits unsere Blogs betrieben, wussten wir schon voneinander, ohne uns zu kennen. Das war im Februar 2012. Irgendwann hat Fee dann erzählt, dass sie von Gastronomie sehr viel Ahnung hat, also von Service und Wein und all den Dingen, in denen ich mich nicht auskenne. Ich wusste nur: Ich koche gern. Und so kam uns irgendwann die Idee, uns zusammenzutun. Dass wir gerne »Guerilla Dining« machen wollten, war auch schnell klar.

»Guerilla Dining« kommt aus den USA. Dort haben ambitionierte Hobbyköche irgendwann angefangen, Menschen, die sie nicht kannten, zu sich nach Hause einzuladen – einfach weil sie gerne kochen und neue Leute kennenlernen. Dieses Konzept ist auch nach Berlin rübergeschwappt.

FELICIA: Also haben wir »Mundart Berlin« gegründet, und weil keine von uns so eine große Wohnung hat, haben wir nach einem Raum gesucht – und einen sehr tollen kleinen Raum mit einer offenen Küche in Berlin-Moabit gefunden. Seit Juni 2012 kann man sich nun online zu unserem Supper Club anmelden. Man sollte maximal zu zweit oder zu dritt kommen, damit sich die Leute nicht alle vorher kennen. Und dann bekommt man für 69 Euro ein veganes Fünf-Gänge-Menü mit Aperitif, Digestif und Kaffee. Dabei ist uns ganz wichtig, am Boden zu bleiben. Mittlerweile gibt es ja eine Vielzahl veganer Restaurants, bei denen vegan im Vordergrund steht. Bei uns steht Genuss im Vordergrund und vegan schwingt wie selbstverständlich mit.

Das Schöne für mich ist: Ich wusste immer, dass die Gastronomie ein Teil meines Lebens sein soll. Ich bin damit aufgewachsen und fühle mich dort zu Hause. Als ich vegan wurde, wurde es aber plötzlich schwierig. Ich wollte einfach keine Kalbsschnitzel mehr servieren. Mit Nicole kann ich nun meinen Traum verwirklichen: Gastronomie zu betreiben, die auf einem ethisch konsequenten Fundament basiert.

NICOLE: Für mich ist es ähnlich: Kochen ist mittlerweile zu meinem Beruf geworden. Unsere Dinner-Events genieße ich sehr. Wenn wir am Abend eine Veranstaltung haben, bin ich schon morgens um neun Uhr da, richte die ganzen Zutaten her und fange an zu kochen.

FELICIA: An so einem Tag sind wir richtig hausfraulich unterwegs. Ich bügle die Tischdecken und Servietten. Nicole fängt an zu schnippeln, anzurühren und Essenzen zu ziehen. Dann müssen die Weine und der Nachtisch kalt gestellt werden.

NICOLE: Im Grunde ist es so, als würden wir zu Hause eine Party vorbereiten. Um 19 Uhr kommen dann die Gäste. Vorher ziehen wir uns um, legen Lippenstift auf und stehen mehr oder weniger bereit, um die Gäste zu empfangen. Wenn diese eintrudeln, bekommen sie erst mal ein Glas Crémant oder einen alkoholfreien Aperitif. Dafür hat Fee extra in ganz Berlin ein paar sehr schöne Vintage-Champagnerschalen zusammengekauft. Wir Gastgeber reden dann mit den Leuten, um sie kennenzulernen, und nach und nach fangen die Gäste dann an, sich auch untereinander zu unterhalten. Fees große Gabe ist es, vor allem die Leute, die alleine kommen, so miteinander ins Gespräch zu bringen, dass sie sich etwas zu sagen haben.

FELICIA: Nach etwa 20 Minuten bitten wir die Gäste dann zu Tisch. Ich kümmere mich um die Gäste und Nicole bereitet das Amuse-Gueule vor.

Vegan zu kochen muss nicht teuer sein
Von Nicole Just

Vegan zu kochen muss nicht teuer sein. Vor allem dann nicht, wenn man Produkte einkauft, die gerade Saison haben. Ich würde jedem Veganer raten, so gut es geht, auf vegane Fertigprodukte zu verzichten, denn die gehen ins Geld. Am günstigsten ist die vegane Küche, wenn man möglichst viel selbst zubereitet. Auch Seitan kann man zum Beispiel sehr leicht selbst herstellen. Und selbst zu räuchern ist auch nicht schwer: einfach einen Topf mit Alufolie auskleiden, Räucherspäne kaufen – die gibt es im Baumarkt oder im Fischgeschäft. Dann stellst du ein kleines Gitter drauf, zum Beispiel aus einer alten Mikrowelle, schließt den Topf mit einem Deckel, stellst das Ganze auf die Kochplatte und los geht's. Neulich habe ich zum Beispiel Chilis geräuchert und daraus einen Aufstrich gemacht.

Am Anfang hat mir ein Saisonkalender sehr geholfen. Den habe ich mir an den Kühlschrank geklebt und habe immer, bevor ich zum Einkaufen gegangen bin, nachgesehen, was gerade reif ist. Es hilft auch, sich vor dem Einkaufen zu überlegen, was man in den nächsten Tagen kochen möchte. Wichtig ist einfach, dass man sich zu Beginn intensiv damit auseinandersetzt, was alles möglich ist. Später, wenn man sich diese Gedanken schon mal gemacht hat, muss man nicht mehr so viel überlegen. Mit der Zeit wird das dann normal. Mittlerweile dauern meine Einkäufe ebenso kurz oder lang wie zuvor.

Auf dem Wochenmarkt bekommt man das Gemüse kurz vor Schluss oft zum halben Preis. Und wenn ich zum Beispiel einen Kohlrabi kaufe, dann nehme ich immer den mit dem Grün. Aus den Blättern kann man sich zum Beispiel einen Smoothie, gemixt mit Kräutern und frischem Obst, machen. Oder ich friere Rotweinreste als Eiswürfel ein, die ich dann schön portioniert für Soßen verwenden kann.

WILLKOMMEN IN UNSERER KÜCHE!

NICOLE: Danach stehen die Leute auch mal auf und schauen sich alles an. Es passiert ganz oft, dass jemand zu mir in die Küche kommt und mir über die Schulter guckt. Das finde ich total schön, auch deshalb, weil jeder Abend so anders ist. Unser Motto ist »Essen mit Freunden« und so sollen unsere Abende sein.

Gleichzeitig ist es so, dass wir mit dem Supper Club sehr viel lernen. Irgendwann wollen wir uns gemeinsam selbständig machen. Hier können wir die nötigen Erfahrungen sammeln, wie es ist, für zehn bis 20 Leute zu kochen. Ich kann meine neuen Rezepte ausprobieren und sehe, wie die bei den Leuten ankommen. So ist auch mein Kochbuch *La Veganista* entstanden. Wir haben kein durchdachtes Konzept ausgetüftelt, sondern einfach überlegt, was wir gerne mögen, und das umgesetzt. Das kommt bislang sehr gut an.

FELICIA: Perfekt ist auch unsere Arbeitsteilung. Nicole kocht, ich kümmere mich um die Gäste, reiche die Getränke und trage die Gerichte auf. Wir vertrauen uns blind.

NICOLE: Für uns steht im Vordergrund, dass an so einem Abend alle Spaß haben, auch wir. Wir versuchen alles ganz entspannt anzugehen. Deswegen sind unsere Abende auch alles andere als missionarisch. Natürlich gibt es ein veganes Menü und wenn jemand dazu eine Frage hat, beantworten wir die. Ich erkläre vor jedem Gang, welche Produkte ich verwendet habe, was gerade Saison hat, aus welchen Komponenten ein Gericht besteht und wie ich die Speisen angerichtet habe. Oft sind die Leute dann ganz erstaunt, wie cremig vegane Sahne sein kann oder dass man auch aus pflanzlichem Fett köstliches Schmalz herstellen kann. Das besteht dann zum Beispiel aus Biorapsöl und Kokosfett.

Unsere Menüs sind immer auf die Jahreszeit abgestimmt. Zur Weihnachtszeit mache ich zum Beispiel Rouladen aus Sojafleisch. Die Soße ziehe ich ganz klassisch mit frischen Kräutern. Die kocht dann den ganzen Tag ein. Manchmal machen wir auch Fußballabende. Da gibt es die klassische Berliner Currywurst, schön mit scharfer Soße und einem tollen Kartoffelsalat. Oft machen wir aber auch Menüs ganz ohne Fleischersatz. Schwarzwurzel und Wirsing, gefüllt mit Quinoa und Pekannüssen hatten wir zum Beispiel neulich oder Mini-Lasagne mit geräucherten Champignons, Datteln und Walnüssen, dann »Frischkäse« aus Nüssen mit frischem Feldsalat und Weizenkeimöl, Birne in Schmalz geschwenkt mit einem leichten Hummus, oder selbst gemachte Rote-Bete-Mousse und zum Nachtisch Tarte Tatin. Das ist ein gestürzter Apfelkuchen mit Karamell, den ich mit Mandelsorbet serviere. Auf Fleischersatz verzichte ich manchmal ganz bewusst, weil ich nicht will, dass die Leute vergleichen und sagen: »Schnitzel schmeckt mir vom Schwein aber besser.«

Ich glaube, dass die Wirkung viel größer ist, wenn die Leute merken, dass das Essen gut schmeckt, weil es regional und mit viel Liebe gekocht ist und aus qualitativ hochwertigen Zutaten besteht. Ich versuche immer bei möglichst kleinen Betrieben und Manufakturen im Umland oder auf dem Wochenmarkt frisch einzukaufen. Und dann sagen viele: »Mmmh! Diese Crème brûlée oder die Mousse au Chocolat!« Und schon hat man den Menschen die Angst vor dem Verzicht genommen.

FELICIA: Uns ist es wichtig, dass hier alle mit dem Gefühl rausgehen, einen gelungenen Abend gehabt zu haben. Später denken sie dann: »Das war total lecker, ich bin beschwipst, ich hatte Spaß und bin glücklich – und es war vegan!« Dann merken sie vielleicht, dass Veganismus etwas Schönes sein kann. Damit ist schon die erste Hürde genommen.

NICOLE: Dass dieses Konzept funktioniert, merken wir daran, dass 80 Prozent unserer Gäste keine Veganer sind. Viele, die zum ersten Mal kommen, denken, dass sie von veganem Essen nicht satt würden. Aber das ist noch nie passiert. Bei uns ist es wie bei Mutti zu Hause: Jeder kann noch mal nachnehmen.

Nicole Just, Jahrgang 1982, ist Kochbuchautorin und gibt Kochkurse. Ihr Revier ist die Küche – dort testet sie neue Produkte und entwickelt Rezepte, nachzulesen auf ihrem Blog www.vegan-sein.de oder in ihrem Kochbuch La Veganista. Felicia Meyer-Jendro, Jahrgang 1979, ist Juristin und hat viele Jahre in der gehobenen Gastronomie gearbeitet. Sie bloggt unter http://berlinickveganedir.wordpress.com. Gemeinsam sind sie »Mund|Art|Berlin« und bekochen und bewirten ihre Gäste in ihrem veganen Supper Club.

WER SCHÖN SEIN WILL, BRAUCHT KEIN LEID

> Für Autorin, Schauspielerin und Model Ariane Sommer ist eine vegane Ernährung der Schlüssel zu innerer und äußerer Schönheit.

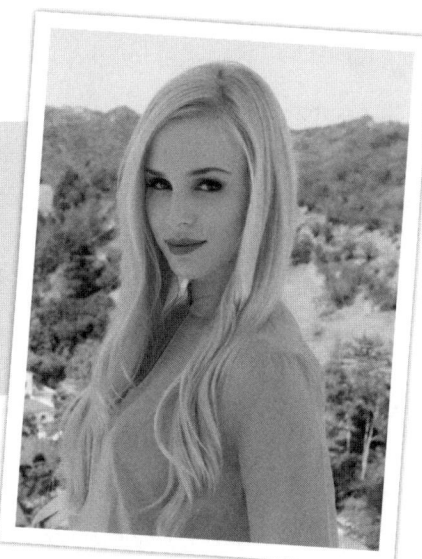

Schönheit ist mein Kapital. Ich stehe im Licht der Öffentlichkeit, und hier in Kalifornien, wo ich seit 2004 lebe, ist ein makelloses Aussehen sehr wichtig. Zwar habe ich gute Gene mitbekommen, aber ich bin keine 17 mehr. Ab einem bestimmten Alter zeigt sich einfach, wie man lebt. Außerdem bin ich sehr hellhäutig und die Haut hellhäutiger Menschen hat ein frühes Verfallsdatum.

Botox kommt für mich nicht in Frage. Ich lebe so gesund wie möglich und versuche alle Schadstoffe zu vermeiden. Also jage ich mir auch kein Nervengift unter die Haut. Was aber noch viel wichtiger ist: Ich kann nicht vertreten, dass für eine Falte mehr oder weniger zahllose Labormäuse qualvoll sterben. Nach Informationen des Vereins Ärzte gegen Tierversuche wird jede einzelne Charge Botox auf ihre Giftigkeit getestet, bevor sie in den Verkauf gehen kann. Botulinumtoxin, der Stoff, aus dem Botox besteht, ist ungeheuer gefährlich und muss deshalb für die Anwendung am Menschen stark verdünnt werden. Dabei kann es zu Schwankungen in der Herstellung kommen.

Um die Sicherheit der Menschen zu garantieren, wird das Gift verschiedenen Gruppen von Mäusen in die Bauchhöhle gespritzt. Jede Gruppe erhält eine andere Verdünnung. Es wird die Konzentration ermittelt, bei der genau die Hälfte der Tiere stirbt. Der Todeskampf der Mäuse mit Krämpfen, Lähmungen und Atemnot kann drei bis vier Tage dauern. Schließlich sterben die Tiere an Atemstillstand. Allein in Deutschland werden dafür jedes Jahr 34 000 Mäuse zu Tode gequält, weltweit sind es 600 000 Mäuse, schreibt der Verein auf seiner Internetseite.

Ich praktiziere lieber einen ganzheitlichen Ansatz: natürliche Schönheitspflege und Anti-Aging, für die man nicht zum Arzt rennen und sich aufschneiden und aufspritzen lassen muss. Über die Jahre habe ich mir ein großes Wissen angeeignet, wie ich meinen Körper auf natürliche Weise am besten unterstützen kann. Die Ernährung spielt dabei eine entscheidende Rolle. Denn wenn es dem Körper innerlich gut geht, sieht man das auch von außen.

Früher habe ich literweise Milch getrunken. Meine Lammkoteletts und Steaks konnten gar nicht blutig genug sein. So bin ich aufgewachsen. Ich habe meine Kindheit zwar größtenteils im Ausland verbracht – als Tochter eines deutschen Diplomaten habe ich in Neu-Delhi, Sierra Leone, Paris, Madrid und Miami gelebt –, aber meine Mutter stammt aus Rheinland-Pfalz und mein Vater ist Schwabe: Beides sind Regionen, in denen Fleischkonsum hochgehalten wird. Wir haben uns zwar immer ausgewogen ernährt, aber Fleisch gab es sehr oft. Ich finde immer noch, dass Fleisch großartig schmeckt, auch wenn ich es seit Jahren nicht mehr gegessen habe. Trotzdem sage ich heute: Das war kulturelles Brainwashing. Man isst eben, was man auf den Teller bekommt. Erst in Kalifornien begann ich umzudenken.

Kalifornien ist ein absoluter Hotspot, was Nachhaltigkeit und einen grünen Lebensstil betrifft. Ich glaube, das liegt daran, dass die Westküste seit Beginn der amerikanischen Geschichte ein Ort war, der Pioniere und Abenteurer anlockte. Zuerst war es das Gold, das die Menschen hierher zog. In den 1960er Jahren war die Flowerpower-Bewegung hier groß. Noch heute ist Kalifornien ein Ort, an dem sich viele Erfinder und innovative Start-up-Unternehmen ansiedeln. Themen wie Nachhaltigkeit, Gesundheit, Umweltschutz, Bioanbau, aber auch soziale Gerechtigkeit und Minderheitenschutz spielen hier eine besondere Rolle. Außerdem ist Kalifornien eines der wichtigsten Anbaugebiete für Obst, Gemüse und Getreide in den USA. Natürlich gibt es nach wie vor große industrielle Produzenten. Aber es gibt auch immer mehr kleine Biofarmen. Überall findet man lokale Bauernmärkte, auf denen man frisches Obst und Gemüse einkaufen kann. Und wenn ich nach einem vegetarischen oder veganen Restaurant suche, muss ich einfach nur mein Smartphone zücken und Google zeigt mir sofort zahllose Möglichkeiten auf. Allerdings muss man klar differenzieren: Städte wie Los Angeles, San Francisco oder New York sind mit dem Rest der USA nur schwer vergleichbar. Wenn ich in Virginia Beach, im Bundesstaat Virginia, wo die Mutter meines Mannes lebt, in ein Restaurant gehe und eine vegane Mahlzeit bestelle, werde ich genauso blöde angeguckt wie in einer mittelgroßen deutschen Stadt.

Veganes Hollywood
Von Ariane Sommer

Die Zeiten, als man sagte: »Ich bin Veganer«, und dann angestarrt wurde, als wäre man ein Marsmännchen, sind längst vorbei. Es hat zwar fast 70 Jahre gedauert, bis der Veganismus das Klischee einer versponnenen, radikalen Bewegung am Rande der Gesellschaft abgestreift hat, aber inzwischen breitet sich die Lebensphilosophie auch im Mainstream aus. Allein in den USA hat sich die Zahl der Veganer in den letzten drei Jahren mehr als verdoppelt. Maßgeblich beeinflusst hat diese Entwicklung auch Hollywood: Die prominenten Veganer von heute sind keine militanten »Besseresser« in Ökosandalen mehr, sondern coole Stilikonen à la Natalie Portman oder Joaquin Phoenix. Alicia Silverstone stellt in ihrem Blog www.thekindlife.com täglich die besten Rezept-, Fashion- und Schminktipps vor. Coldplay-Sänger Chris Martin bestellt für seine Kinder vegane Geburtstagstorten. Und bei Tobey McGuire muss man als Gast schon mal die Hosen runterlassen, Ledergürtel kommen dem Schauspieler nämlich nicht ins Haus, die bleiben vor der Tür ... »Crossroads«, »Cafe Gratitude«, »Vegan Glory«, »Planet Raw« ... die Liste der rein veganen Restaurants in Los Angeles wird immer länger, denn die Nachfrage ist enorm. Selbst das altehrwürdige Beverly Hills Hotel bietet inzwischen neben der regulären Speisekarte auch eine komplett vegane an, »Käsekuchen« inklusive. Hollywood hat entdeckt: Vegane Ernährung hält schlank, jung und fit. Dass man damit so ganz nebenbei die Welt verbessern kann, ist ein schöner Nebeneffekt.

Ich habe meine Ernährung langsam umgestellt. Früher litt ich zum Beispiel sehr häufig an Blasenentzündung. Ein Problem, mit dem sich wohl viele Frauen auseinandersetzen müssen. Auch eine Erkältung oder Grippe hatte ich mindestens dreimal im Jahr. Und mit Ende 20 bekam ich immer häufiger Gelenkschmerzen an Ellenbogen und Knien. Außerdem war ich oft müde und hatte wenig Energie. All diese Zipperlein haben mich beschäftigt und deshalb habe ich angefangen, mich damit zu beschäftigen, was ich eigentlich jeden Tag zu mir nehme. Denn nichts ist einfacher, als die eigene Ernährung zu beeinflussen. Darüber hat jeder von uns mehrmals täglich die absolute Kontrolle.

Zuerst habe ich nur noch Biofleisch gekauft, also Fleisch ohne Hormone und Antibiotika. Das hat für mein Wohlbefinden schon einen großen Unterschied gemacht. Irgendwann habe ich dann überlegt: Egal, ob das Tier nun unter guten oder unter schlechten Umständen aufwächst, es wird am Ende getötet, damit es auf meinem Teller landet. Und das wollte ich nicht mehr. Auch dabei hat Kalifornien eine Rolle gespielt. Tierschutz ist hier ein wichtiges Thema und ich habe angefangen, mich darüber im Internet zu informieren, Bücher zu lesen und Filme auf YouTube zu schauen. Aber um den letzten Schritt zu tun, musste ich erst auf Reisen gehen.

Mein Mann ist im Venture Capital tätig und als er auf eine längere Geschäftsreise nach China musste, habe ich ihn begleitet. Dort habe ich einfach mal ausprobiert, wie es ist, auf Fleisch zu verzichten. Von klein auf wird einem ja immer weisgemacht, der Körper bräuchte Eiweiß, allen voran tierisches Eiweiß, damit es ihm gut geht. Wir waren über zwei Monate lang in Schanghai und ich habe gemerkt, dass mir Fleisch überhaupt nicht fehlt. Im Gegenteil, ich habe in China festgestellt, wie vielseitig die vegetarische Küche ist. Dort gibt es allein zwei Dutzend verschiedene Arten, Weißkohl zuzubereiten, und eine schmeckt besser als die andere. Mir ging es blendend damit, und obwohl ich wirklich sehr viel gegessen habe und sicher war, zugenommen zu haben, habe ich an Gewicht verloren. Zurück in Los Angeles, beschloss ich, einfach bei der vegetarischen Ernährung zu bleiben. 2008 wurde ich Vegetarierin und seit Januar 2013 ernähre ich mich vegan.

Die Entscheidung, nicht mehr nur vegetarisch zu essen, war für mich eine logische Folge. Je mehr ich mich mit dem Thema Ernährung und den Umständen, unter denen tierische Produkte hergestellt werden, befasst habe, umso schlüssiger war der nächste Schritt. Mein Wohlbefinden spielte dabei eine entscheidende Rolle: Ich habe festgestellt, dass ich mich besser, leichter und unbeschwerter fühle, wenn ich kein tierisches Eiweiß zu mir nehme – sowohl körperlich als auch seelisch. Seit ich mich vegan ernähre, fühle ich mich eins mit mir und der Welt.

Das Großartige ist, dass es heutzutage so viele vegane Alternativen zu herkömmlichen Produkten gibt, die oftmals auch viel besser schmecken. Ich esse viel Rohkost. Die meisten Menschen denken dabei sofort an Möhrchensticks und Gurkenscheiben, aber das meine ich nicht. Im Gegenteil: Ich koche sehr gerne und es gibt mittlerweile wunderbare Gourmet-Rohkostrezepte, die ich zu Hause zubereite. Rohkostlasagne zum Beispiel aus frischer, in dünne Scheiben geschnittener Zucchini statt mit Lasagneplatten aus Pastateig oder Rohkostkuchen. Der »Teig« besteht hier oft aus süßer Dattelpaste, und die Füllung ist eine Creme aus Früchten und Kokosmilch. Vor Kurzem habe ich mir ein Dörrgerät gekauft. Damit bereite ich neben Kuchenböden und Rohkostbrot auch kiloweise Chips aus Grünkohl, Süßkartoffeln oder Roter Bete zu. Außerdem trinke ich regelmäßig grüne Smoothies. Inzwischen habe ich unzählige Rezepte entwickelt: für Haut, Haare und Nägel, für eine verbesserte Konzentration, für Gelassenheit, um die Verdauung und das Immunsystem anzukurbeln, zum Entgiften und so weiter und so fort. Für alles ist ein Kraut gewachsen. Ich weiß gar nicht mehr, wohin mit meiner Energie!

Davon abgesehen koche ich auch gerne richtig üppige Mahlzeiten. Meine Familie und meine Freunde lieben mein »Chili sin Carne«, meine »Spaghetti Nolognese«, meine »Happy Cow Burger«, meine Pfannkuchen, meinen »Käsekuchen« und die verschiedenen Eiscremesorten, die ich auf Kokosmilchbasis herstelle. Aber das Wichtigste ist: Die Auswirkungen veganer Ernährung sind immens.

Die erste große Veränderung habe ich bei meiner Haut festgestellt. Seit ich ein Teenager war, litt ich immer wieder unter Akneschüben. Sechs bis acht Wochen nach der Ernährungsumstellung war das weg. Außerdem ist meine Haut seitdem sehr viel strahlender, sie hat einen »glow«, ein Leuchten, wie man hier sagt. Und sie ist elastischer und hat mehr Spannkraft, nicht nur im Gesicht. Das fand ich schon beeindruckend. Ich fühle mich besser und ich finde auch, dass ich heute besser aussehe denn je. Ich habe viel mehr Energie und bin deshalb auch viel kreativer. Auch die anderen Zipperlein, von denen ich vorhin sprach, sind verschwunden: Ich habe keine Blasenentzündungen mehr, ich war seitdem kein einziges Mal mehr krank und auch meine Gelenkschmerzen sind weg. Meine Nägel, die früher weich waren und oft splitterten, sind mittlerweile steinhart und mein Haar ist weniger brüchig. Mein Arzt hat mir bestätigt: Mein Blutbild ist überragend. Keine Beschwerden, keine Mangelerscheinungen.

Trotzdem möchte ich mit meiner Ernährung nicht polarisieren. Ich bin sehr vorsichtig mit Labels und Kategorien. Veganer erscheinen den meisten Menschen ziemlich radikal. Und vor radikalen Veränderungen haben die Menschen Angst. Eine Ernährungsumstellung setzt einen geistigen Wandlungsprozess voraus und der erfolgt meist sehr langsam. Der erste Schritt kann zum Beispiel sein, keinen Pelz mehr zu tragen, weil man nicht will, dass dafür Tiere sterben müssen. Bis man sich dann zu einer vegetarischen Ernährung entschließt, können Jahre vergehen. Oder es passiert überhaupt nicht. Militant verteidigte Labels schrecken die Menschen eher ab, als dass sie sie zum Umdenken bewegen. Die meisten Menschen, die hören, dass jemand Veganer ist, denken zuallererst: Das ist mir zu krass. Das kann ich nicht. Deshalb sage ich immer, wenn mich jemand fragt: Ich bin a.v.a.p. – as vegan as possible, so vegan wie möglich. Es kann also sein, dass ich ab und zu einen Löffel Honig esse oder zu Ostern bei meiner Tante Gertrud ein Stück Kuchen, das Eier enthält. Mir ist auch bewusst, dass ich ein sehr privilegiertes Leben führe. Ich muss kein Fleisch essen und habe mich deswegen dagegen entschieden. Nicht alle Menschen haben den Luxus, sich darüber Gedanken machen zu können. Jemanden deshalb zu verurteilen liegt mir fern, und ich maße mir auch nicht an, für alle Menschen sprechen zu können.

Beeindruckend fand ich ein Interview mit Jonathan Safran Foer, dem Autor von *Tiere essen*, einem Buch über ethisches Handeln beim Essen, das sowohl in den USA als auch in Deutschland viele Menschen bewegt hat. Foer und seine Frau leben beide vegan, aber in einem Interview mit der *Frankfurter Allgemeinen Zeitung* sagte er die folgenden Sätze: »In München habe ich einmal eine Ausnahme gemacht. Meine Frau, die auch Vegetarierin ist, ging auf den Viktualienmarkt, und als sie zurückkam, sagte sie, sie müsse mir etwas erzählen, sie habe doch eben tatsächlich eine Weißwurst gegessen. Sie habe nicht widerstehen können, so gut hätten die ausgesehen. Ich habe dann auch eine gegessen, und sie war wirklich unglaublich gut. Ich bin nicht die Sorte Vegetarier, die so tut, als vermisste man nichts. Das tut man. Aber – na und? Ich würde jedenfalls niemandem zum Vorwurf machen, Würste zu essen, ich finde nur, man muss das nicht dauernd tun.« Genau das meine ich. Wenn es doch mal passiert, dass man von seinen Prinzipien abweicht, dann sollte man sich deswegen nicht kasteien. Da gibt es Veganer, die würden sofort laut aufschreien. Ich gehöre eher zu denen, die sagen: Wichtig

WER SCHÖN SEIN WILL, BRAUCHT KEIN LEID

ist, dass man einem roten Faden folgt. Denn wenn man auch mal Ausnahmen machen darf, dann ist es viel leichter, auf Fleisch zu verzichten. Und wenn es jemand nur so schafft, dann ist das doch schon sehr viel wert! Wenn mich jemand aber nach meiner Ernährung oder meinen Beautytipps fragt, gebe ich natürlich gerne Auskunft.

Hier in Los Angeles gibt es gerade vor der Oscar-Verleihung immer wahnsinnig viele Gala-Events und Filmpremieren. Selbstverständlich frage ich da höflich nach vegetarischem Essen. So komme ich oft ins Plaudern. Bei solchen Gelegenheiten werde ich häufig auf mein Aussehen angesprochen. Wenn dann wirklich jemand Interesse hat, erkläre ich die Vorteile einer veganen Ernährung. Neulich saß ich zum Beispiel beim Dinner neben einer bekannten Schmuckdesignerin. Die blickte mich längere Zeit an und sagte dann: »Deine Haut ist so toll. Wie machst du das?« »Das hat weniger mit dem zu tun, was ich mache, als mit dem, was ich nicht mache«, habe ich geantwortet und so kamen wir ins Gespräch und ich habe ihr alles erklärt. Meiner Erfahrung nach wirkt das am besten. Man spricht keine abstrakten Verbote aus und erhebt nicht den moralischen Zeigefinger, sondern zeigt den Menschen Alternativen auf. Das hat auch bei mir selbst gewirkt.

Eine Szene ist mir stark in Erinnerung geblieben. Das war in Los Angeles und ich habe noch Fleisch gegessen. Die Vorstellung, vegan zu leben, war zu der Zeit noch etwas sehr Exotisches für mich. Damals hat mich ein junger Mann angesprochen, als ich gerade in einen Biosupermarkt gehen wollte. Er sagte zu mir: »Du bist jetzt schon sehr schön, aber wenn du dich vegetarisch ernähren würdest, dann wärst du noch viel schöner.« Er hat damals nicht nur meine äußere Erscheinung gemeint. Es war eher spirituell, also auf die innere Schönheit bezogen. Dieser Satz hat mich nachhaltig beeindruckt.

Ariane Sommer, Jahrgang 1977, war schon vieles: It-Girl, Moderatorin, Schauspielerin und Model. Mittlerweile lebt sie in Los Angeles und arbeitet als VIP-Reporterin und Autorin. Sie schreibt unter anderem für Gala, emotion und Die Welt.

DER GAUMENKRIEGER

»Ein kleiner Happs bewirkt mehr als zwei Stunden Reden«: Der vegane Szenegastronom Björn Moschinski will Fleischesser mit gehobener Küche vom Veganismus überzeugen.

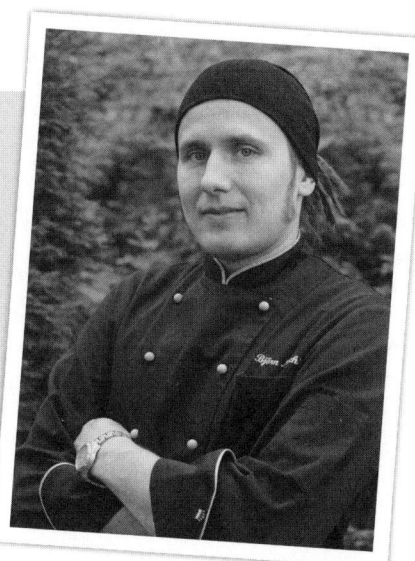

Die Rouladen meiner Mutter habe ich immer sehr gerne gegessen. Schön mit Klößen und Rotkraut und dunkler Soße; die waren unvergleichlich gut. Diesen Geschmack mag ich heute noch.

Als ich mit 15 Jahren beschloss, vegan zu werden, wusste meine Mutter nicht mehr, was sie für mich kochen sollte. Deshalb habe ich begonnen, selbst zu kochen.

Ich entdeckte, dass es in Polen und Tschechien sogenanntes texturiertes Sojaeiweiß in den verschiedensten Formen, Farben und Qualitäten im Supermarkt zu kaufen gab, Granulat für Bolognese, Würfel, Geschnetzeltes, Medaillons, Sojamilchpulver für den Kaffee. Das war gigantisch. Fleisch war damals im Ostblock einfach zu teuer. Mit diesem Sojaeiweiß hab ich schon früh experimentiert. Meine Mutter gab mir Tipps aus der klassischen gutbürgerlichen Küche, wie sich das Sojagranulat am besten würzen ließ.

Eines Abends habe ich meine Freunde zum Essen eingeladen und mit Mutters Hilfe ein veganes Gulasch zubereitet. Verraten hab ich das niemandem und meine Freunde hätten schwören können, dass sie gerade Fleisch gegessen hatten. Das war ein Aha-Erlebnis für mich. Damals habe ich verstanden: Es geht den Menschen gar nicht um das Fleisch an sich, sondern um die richtige Konsistenz und den guten Geschmack. Stimmen diese, dann vermisst niemand das Fleisch.

Etwa 1997 habe ich Frank Albrecht kennengelernt, einen Tierrechtler der ersten Stunde. Mit ihm war ich damals viel unterwegs. Wir haben zusammen Tierrechtsdemos veranstaltet und gegen die Eröffnung einer McDonald's-Filiale in Senftenberg demonstriert. Wenn die Leute heute behaupten, die vegane Szene sei extrem, dann kann ich nur sagen, dass sich seit damals viel verändert hat. Die Veganer sind im Schnitt älter geworden und der Veganismus ist heute in der Mitte der Gesellschaft angekommen. Wir waren damals noch jung und wollten etwas bewirken. Du fängst an, dich mit dieser Thematik zu beschäftigen, du bekommst immer mehr Infos, du beginnst zu begreifen, was dein Konsum anrichtet, was du den Tieren und auch den Menschen antust. Und je mehr du das alles verstehst, umso frustrierter bist du, dass all die anderen Menschen sich nicht dafür interessieren. Wenn du dann auch noch ständig von den Menschen in deinem Umfeld angefeindet wirst, kann es schon mal vorkommen, dass du aggressiv reagierst.

Früher war die vegane Szene so klein, dass man sich kannte. Daran hat sich zehn Jahre lang nur sehr wenig geändert. Die Medien haben so gut wie nie über das Thema berichtet und wenn doch, dann in einem meist negativen oder abwertenden Sinne. Damals hatten wir das Gefühl, dass bei diesem Thema einfach nichts vorangeht. Deshalb war es für uns absolut legitim, Sabotageakte bei Schlachthäusern zu verüben oder Jägerstände zu zerstören. Wir hatten einfach das Gefühl, auf uns und unsere Wahrheit aufmerksam machen zu müssen.

Heute ist der Veganismus – wie gesagt – in der Gesellschaft verankert. Natürlich muss ich dazu anmerken, dass ich in Berlin lebe. Aber wenn der Veganismus in Berlin angekommen ist, dann ist es nur eine Frage der Zeit, bis er auch in kleineren Städten Fuß fassen wird. Heute wären die radikalen Aktionen von damals kontraproduktiv. Jetzt sind wir an einem Punkt angekommen, an dem wir die Menschen an die Hand nehmen müssen, um ihnen zu zeigen, dass ein veganes Leben gar nicht so schwer ist. Mehr noch: wie vielfältig und wohlschmeckend die vegane Küche ist und dass man beim veganen Essen nicht auf den Genuss verzichten muss. Deshalb schreibe ich Kochbücher und habe schon sehr früh beschlossen, mein eigenes veganes Restaurant aufzumachen. Die Nachfrage ist da und wenn man sie befriedigt, wird sie automatisch immer größer. Ich will erreichen, dass eines Tages jeder, der sich vegan ernähren will, überall, wo er hingeht, auch etwas Veganes zu essen bekommt. Dazu ist es nötig, dass wir die Menschen mit Qualität und Professionalität überzeugen. Da muss aber noch einiges an Aufbauarbeit geleistet werden.

Auch wenn ich heute keine direkten Aktionen mehr starte, stehen für mich die Rechte der Tiere trotzdem noch an erster Stelle. Die waren zuerst da. Die Frage der Gesundheit und Umweltaspekte kamen erst viel später dazu. Natürlich bringt es die Sache voran, dass heute immer mehr Menschen über die gesundheitlichen oder ökologischen Folgen ihres Konsums nachdenken und deswegen beim Veganismus landen. Sich nur vegan zu ernähren ist für meine Begriffe aber nicht genug. Veganismus bedeutet für mich, ein ethisch bewusstes Leben zu führen. Das geht über die Ernährung weit hinaus und erstreckt sich auf alle Bereiche des Lebens. Wer das nicht verstanden hat, ist für mich kein echter Veganer und sollte sich auch nicht so nennen.

Ich gehe in meinem veganen Leben so weit, wie ich kann. Sobald ich erfahre, dass in einem Produkt tierische Bestandteile enthalten sind, konsumiere ich es nicht mehr. Das gilt für meine Kleidung, für meine Wohnungseinrichtung, für alles, was ich im Bad so brauche, für meine Putzmittel und natürlich für das, was ich esse. Mir ist aber auch bewusst, dass man nicht zu einhundert Prozent vegan leben kann. Das fängt schon mit den nicht deklarierten Inhaltsstoffen an, die oft in vermeintlich veganen Produkten enthalten sind.

Auch in anderer Hinsicht lässt sich das Prinzip Veganismus nicht immer konsequent zu Ende führen. Selbst wenn ich Tofu kaufe, ist der irgendwie in den Laden gekommen. Wie viele Tiere der Lkw, der ihn dorthin gebracht hat, zuvor auf dem Weg überfahren hat, werde ich nie herausfinden. Und natürlich ist man als Veganer nach wie vor ein soziales Wesen und will nicht ständig anderen Menschen mit der eigenen Lebensphilosophie auf die Nerven gehen. Wenn ich mit Freunden im Restaurant bin, weiß ich zum Beispiel nicht, ob der Saft, den es dort gibt, mit Gelatine geklärt ist oder nicht. Es ist schwierig, immer extra die Bedienung zu fragen, die vermutlich ohnehin nicht weiß, wovon ich spreche.

Tierische Inhaltsstoffe, die man nicht sieht

Die Kennzeichnung tierischer Zutaten ist im deutschen Lebensmittelgesetz nicht klar geregelt, schreibt der Verein Foodwatch auf seiner Internetseite. Viele vermeintlich vegane oder vegetarische Lebensmittel enthalten deshalb tierische Bestandteile, die in der Zutatenliste nicht aufgeführt werden müssen. Die Industrie setzt **Gelatine** ein, um Säfte zu klären oder mit Vitaminen anzureichern oder um Frischkäse zu verdicken. In Chips sorgen tierische Bestandteile aus Schwein, Rind oder Geflügel fürs herzhafte **Aroma**, und Großbäckereien behandeln Mehl fürs Brotbacken mit dem Stoff **L-Cystein**. Laut Foodwatch wird dieser Stoff aus Schweineborsten oder Federn hergestellt. Viele Käsesorten werden zudem mithilfe von tierischem **Lab** hergestellt, einem Stoff, der aus Kälbermägen gewonnen wird. Mit der Kampagne »Versteckte Tiere kennzeichnen« versucht die Verbraucherorganisation seit August 2012 eine klare Kennzeichnungspflicht durchzusetzen – bislang mit mäßigem Erfolg. Zwar haben einige Hersteller von sich aus reagiert und die tierischen Inhaltsstoffe deklariert; ein entsprechendes Gesetz gab es aber bei Erscheinen dieses Buches noch nicht.

Manchmal lohnt es sich aber auch, hartnäckig zu bleiben. fritz-kola ist da ein gutes Beispiel. Bei der Etikettierung der Flaschen hat die Firma, die das für fritz-kola macht, zu Beginn Knochenleim aus Kasein zugemischt, weil die Etiketten sonst nicht gehalten hätten. Ein klassisches Verfahren. Die Jungs von fritz-kola haben sich umgesehen und einen künstlichen Leim ohne tierische Bestandteile organisiert, der so überzeugend war, dass das Unternehmen nun nur noch diesen Kleber verwendet – auch für andere Produkte. Das Beispiel zeigt: Viele Verfahren, bei denen traditionell tierische Produkte verwendet werden, funktionieren auch vegan. Man braucht nur einen findigen Menschen, der sich auf die Suche nach einer Alternative begibt.

Das größte Problem in der veganen Gastronomie ist, dass es keine eigens dafür ausgebildeten Köche gibt. Wer heutzutage eine Lehre zum Koch macht, lernt die klassische Küche, also den Umgang mit Fleisch, Fisch und Milchprodukten. Die wenigen veganen Chefköche, die es heute gibt, haben sich das Kochen selbst beigebracht oder sind nach der Ausbildung vegan geworden. Bei mir war das ein weiter Weg, der in der Küche meiner Mutter anfing. Später, während des Studiums in Esslingen, hab ich dann angefangen, bei kleineren Konzerten und für Filmsets das Catering zu machen. 2002 habe ich mich selbständig gemacht, einen VW-Bus mit Anhänger gekauft, eine Küche reingezimmert und bin mit »Herbivore Catering« von Event zu Event gefahren. Wenn ich heute auf die Zeit zurückblicke, muss ich sagen: Es war ein Kampf. Die Zeit war damals noch nicht reif. Die meisten Leute konnten mit veganem Essen nichts anfangen. Die Vorurteile waren riesengroß. Deshalb habe ich das Catering-Geschäft 2005 wieder aufgegeben und bin erst mal bei verschiedenen vegetarischen und veganen Restaurants in die Lehre gegangen. Im September 2008 bekam ich dann in Berlin das Angebot, als Chefkoch ein veganes Restaurant mit aufzubauen. Dass es mir gelungen ist, mit dem »La Mano Verde« als erstem veganem Restaurant im Magazin *Der Feinschmecker* präsentiert und ausgezeichnet zu werden, darauf bin ich immer noch stolz. Mit meinem ersten eigenen Restaurant, dem »Kopps«, ist mir das dann ein zweites Mal gelungen.

Entscheidend dafür war, dass ich mir von Anfang an überlegt hatte, für wen ich kochen will. Ich koche nämlich nicht nur für Veganer. Die sind längst überzeugt und das ist gut so, da gibt es nichts mehr zu bewirken. Ich will die Fleischesser erreichen. Das ist meine Art von Tierrechtsarbeit. Denn schon als ich meine Freunde damals zum veganen Gulasch einlud, habe ich gelernt: Ein kleiner Happs bewirkt mehr als zwei Stunden Reden. Gleichzeitig weiß ich auch, dass sich ein Restaurant nur dann tragen wird, wenn man sowohl Veganer als auch Fleischesser als Kunden hat. Und dass sich mein Restaurant finanziell trägt, bin ich schon allein meinen Angestellten schuldig. Damit die Fleischesser aber kommen, muss man gehobene Gastronomie bieten können.

Daher habe ich mich entschlossen, gelernte Köche anzustellen, die fast nie Veganer sind. Markus Kümmel, mein erster Chefkoch, hat vier Monate gebraucht, um sich in die Materie einzuarbeiten. Immer wieder kam er mit genialen Ideen, die aber leider nicht vegan realisierbar waren. Eine seiner Kreationen war zum Beispiel ein Schokoladenkügelchen zum Dessert, das mit Brausepulver gefüllt sein sollte. Wenn man draufbeißt, knistert der Inhalt auf der Zunge. Das kam in seinen vorherigen Restaurants immer sehr gut an. Die Schokolade ist vegan, aber die knisternde Füllung im Inneren enthält Milchpulver. Eine Alternative dazu haben wir leider noch nicht gefunden. Anfangs frustierten Erlebnisse wie diese den Koch, aber nach vier Monaten kam er eines Tages zu mir und sagte: »Björn, jetzt fangen die Ideen an zu sprudeln.« Er kannte die Produkte und hatte den Ehrgeiz entwickelt, daraus neue Kreationen herauszukitzeln.

Interessant war auch seine Motivation. Beim Vorstellungsgespräch sagte er: »Das ist die Küche der Zukunft!« Es gibt immer mehr Veganer und deshalb müssen sich auch konventionelle Köche immer öfter mit diesem Thema befassen. Markus wollte einfach seinen Fundus um einen wichtigen Aspekt erweitern, um eines Tages sagen zu können: »Ich kann auch vegan.«

Mein Ziel ist es, eine eher verspielte, experimentelle vegane Küche anzubieten, die auf drei Säulen basiert: Gemüseküche, deftige Fake-Fleisch-Küche und das, was ich »freaky vegan« nenne. Gerade arbeite ich zum Beispiel an veganem Kaviar. Den leicht fischigen Geschmack erreiche ich durch Algen, der Rest sind Geheimnisse der Molekularküche. Auch will ich mit einem ähnlichen Verfahren Spiegeleier faken oder Austern. Das ist alles keine Hexerei. Im Grunde geht es nur darum, eine Illusion zu erschaffen. Geschmack passiert ausschließlich auf der Zunge und im Kopf. Bestimmte Rezeptoren werden angesprochen und dann reagiert das Gehirn sofort. So funktioniert auch mein veganer Eiersalat. Der steht dem Original in nichts nach. Es sind aber keine Eier darin enthalten, sondern Kichererbsen. Die haben ebenso wie Eier einen leichten Schwefelgeschmack. Dazu vegane Mayonnaise und etwas zu gar gekochte Nudeln, die beim Kauen die gleiche Konsistenz haben wie hart gekochtes Eiweiß.

Im Grunde geht es nur darum, Gewohnheiten zu überlisten. Wenn ich zu einem Fleischesser sage: »Ab morgen darfst du kein Fleisch mehr essen«, dann wird er sich in aller Regel nicht darauf einlassen. Genauso ist es, wenn ich zu einem Fleischesser sage: »Guck mal, hier ist leckeres Gemüse.« Das wird er vielleicht ab und zu essen und auch gut finden. Aber nach ein paar Tagen wird er sich den Geschmack von Fleisch zurückwünschen, einfach deshalb, weil er mit diesem Geschmack aufgewachsen ist. Das ist wie eine gustatorische Erziehung, die wir von klein auf bekommen. Wir lernen, Röstaromen oder den Geschmack von Jus zu schätzen, und wenn wir auf ihn verzichten müssen, dann geht er uns ab. Ich möchte den Leuten aber beweisen, dass Veganismus kein Verzicht sein muss.

DER GAUMENKRIEGER

Deshalb greife ich die Gewohnheiten der Menschen auf und setze sie mit anderen Zutaten um. Ich beweise den Menschen, dass es nicht das Fleisch ist, das den Geschmack definiert, denn Fleisch schmeckt im Grunde nach sehr wenig. Es sind die Gewürze, die den Geschmack ausmachen. Man muss es braten, kochen oder grillen, damit es genießbar ist. Genau das machen wir auch, aber eben ohne Fleisch.

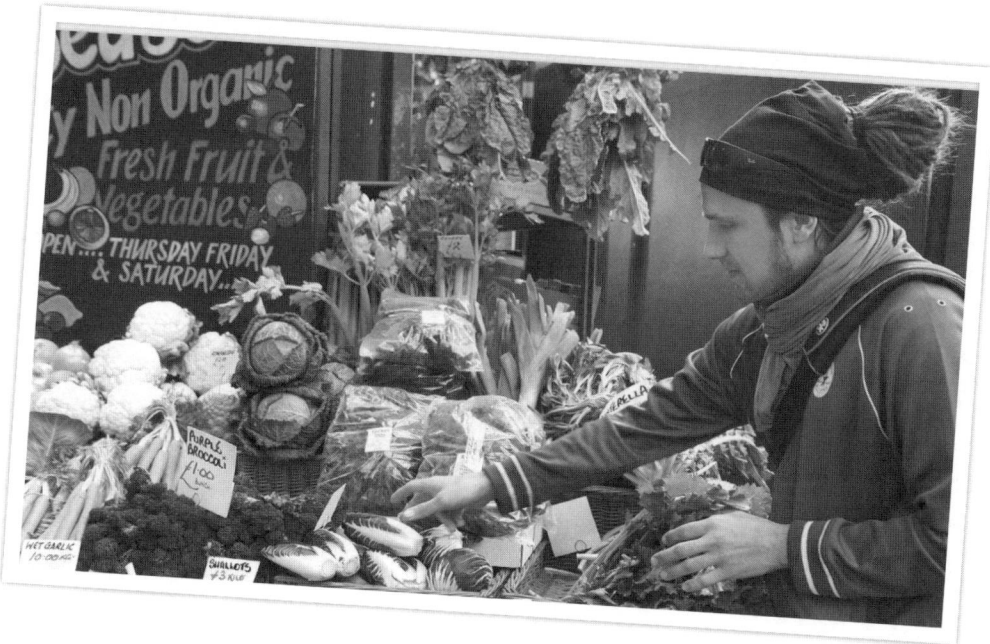

Auch in meinem neuesten Restaurant, »MioMatto«, folge ich diesem Prinzip – diesmal jedoch mit einer italienisch inspirierten Speisekarte. Es gibt hausgemachte Pasta und Pesto, aber auch »Fischgerichte« aus Sellerie. Entsprechend zubereitet und gewürzt, zum Beispiel in einer feinen Kräuterkruste, gleicht er Fischfilet in Aussehen, Konsistenz und Geschmack. Dazu servieren wir zum Beispiel selbst gemachte Bandnudeln mit einer leichten Zitronenemulsion. Auch italienische Klassiker wie Vitello tonnato haben wir auf der Karte. Statt Kalbfleisch schneiden wir Räuchertofu oder Sojafleisch in hauchdünne Scheiben und legen es genauso ein, wie es sonst mit dem Fleisch gemacht wird. Dazu gibt es eine Zitronen-Kapern-Soße. Für den Meeresgeschmack sorgen gemahlene Noriblätter. Zu trinken kommen hauptsächlich italienische Weine oder auch in Berlin gebrannte Spirituosen wie Absinth, Wodka und Gin auf den Tisch.

Viele Fleischesser sagen: »Ihr wollt kein Fleisch essen, aber trotzdem imitiert ihr Fleisch.« Das ist aber nicht der Punkt: Auch die meisten Veganer haben im Laufe ihrer Sozialisation gelernt, dass eine bestimmte Optik oder ein bestimmtes Beißerlebnis lecker sind. Das ist Teil der Kultur, in der wir aufgewachsen sind. Warum sollen wir darauf verzichten, nur weil wir keine Tiere töten wollen? Außerdem erspart man dadurch Veganern die soziale Ausgrenzung. Ich erlebe das gerade bei den Kindern einer Bekannten, die vegan aufwachsen. Wenn es im Kindergarten Würstchen zu essen gibt, bekommen die beiden eine Tofuwurst und schon ist das gar kein Thema mehr. So wird veganes Essen zu etwas, an dem alle teilnehmen können, und niemand wird vom sozialen Aspekt des Essens ausgeschlossen. Diesen integrativen Effekt erlebe ich auch in meinen Restaurants immer wieder.

Will ein Veganer Freunde und Familie zum Essen einladen, hat er in einem konventionellen Restaurant oft Schwierigkeiten, für sich selbst etwas auf der Karte zu finden. Wenn man dann am Tisch anfängt, mit dem Koch oder der Bedienung zu diskutieren, wird es schnell sehr unangenehm. Ich nenne das den »Veggi-Effekt«: Irgendwann sind Freunde und Familie so genervt, dass sie sagen: »Lass uns doch irgendwo hingehen, wo du auch was essen kannst.« Und plötzlich kann der Außenseiter entscheiden, in welches Restaurant die ganze Gruppe geht. Wenn dieses Restaurant überzeugt, spricht sich das herum und die Gruppe wird immer wieder zurückkommen. So nimmt der vegane Eroberungszug seinen Lauf.

Björn Moschinski, Jahrgang 1979, betreibt seit August 2013 das vegane Restaurant »MioMatto« in Berlin. Ohne tierische Produkte zu kochen, hat er sich selbst beigebracht, erst zu Hause bei Muttern, dann in seiner WG, als Caterer bei Events und schließlich in verschiedenen Restaurants: bei Christl Kurz im Biohotel Kurz in Bischofswiesen, dann in Europas erstem veganem Restaurant »Zerwirk«, München, als Chefkoch im veganen Restaurant »La Mano Verde«, Berlin, und schließlich in seinem ersten eigenen veganen Restaurant »Kopps«, das er von 2011 bis 2013 in Berlin betrieb.

DER STÄRKSTE PFLANZEN-FRESSER DEUTSCHLANDS

»Um stark zu sein, braucht man weder Fleisch noch andere tierische Produkte«, sagt der Kraftsportler Patrik Baboumian.

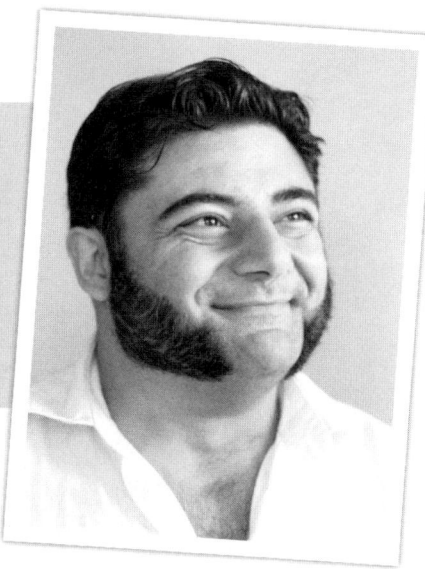

Ich wäre wohl kein Veganer, wenn ich nicht bei den Strongman-Meisterschaften im Jahr 2011 den Titel »Stärkster Mann Deutschlands« geholt hätte. Bei diesem Wettbewerb muss man in verschiedenen Disziplinen beweisen, wie viel Kraft man hat. Beim Baumstammstemmen zum Beispiel stemmt man ein Metallrohr über den Kopf und hält dieses mindestens eine Sekunde mit ausgestreckten Armen in Position. Bei der Autoschubkarre hebt man einen Wagen von hinten an und schiebt ihn über eine bestimmte Distanz. Und beim Lkw-Ziehen spannt man sich mithilfe eines Geschirrs vor einen Lkw und zieht das Ding bis über die Ziellinie.

Als ich diesen Wettbewerb 2011 für mich entschied, war ich schon seit fünf Jahren Vegetarier. Das ist in der Szene eher ungewöhnlich, aber ich war schon immer ein tierlieber Mensch. Als Kind habe ich im Herbst kleine Igel mit nach Hause genommen und sie bei mir überwintern lassen oder verletzte Vögel wieder aufgepäppelt. Irgendwann habe ich festgestellt, dass da ein krasser Widerspruch besteht: Ich gehe in den Supermarkt und kaufe Produkte, für die Tiere sterben müssen, aber wenn ein Tier vor meinen eigenen Augen leidet, dann halte ich das nicht aus. Das ist doch absurd! Ich meine, jeder Mensch, der halbwegs klar denken kann, muss merken, dass da etwas nicht stimmt: Den einen Vogel essen wir und den anderen bringen wir zum Arzt? Das ist Bullshit! Also habe ich aufgehört, Fleisch zu essen.

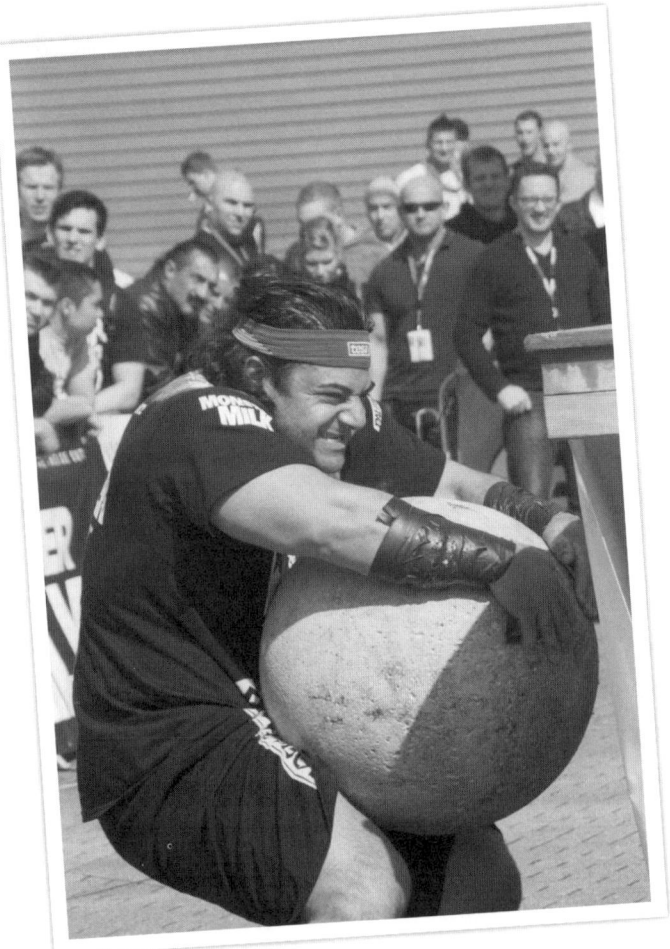

Ich muss zugeben, ich habe zwei Anläufe gebraucht. Beim ersten Mal ist das Experiment schon nach zwei Tagen schiefgegangen. Ich war unterwegs und hatte Hunger, aber das Einzige, was ich finden konnte, war ein Stand, an dem es Salamipizza zu kaufen gab. Erst habe

DER STÄRKSTE PFLANZENFRESSER DEUTSCHLANDS

ich noch überlegt, ob ich die Salamischeiben von der Pizza entfernen soll, aber dann dachte ich: Damit ist der Sinn komplett verfehlt. Ob ich die Salami nun esse oder wegwerfe: Das Tier ist schon dafür gestorben. Also habe ich die Pizza gegessen. Nach zwei Tagen habe ich einen neuen Versuch gestartet und bin fünf Jahre Vegetarier geblieben.

Nach dem Titelgewinn bekam ich plötzlich ziemlich viel Post. Auf meinem Blog hatte ich nämlich geschrieben: »Der stärkste Mann Deutschlands ist Vegetarier.« In einer Szene, in der sich alles um die richtigen Proteine dreht, war das eine kleine Sensation.

Danach kam PETA, die Tierrechtsorganisation, auf mich zu und wir haben eine Kampagne zusammen gemacht. Ein sehr lustiges Bild, wie ich finde. Ich gucke grimmig, verschränke demonstrativ die Arme und beiße auf ein Büschel Basilikum. Daneben steht: »Die stärksten Tiere sind Pflanzenfresser. Gorillas, Büffel, Elefanten und ich.« Ich finde, das trifft es sehr gut: Wahre Stärke beweist man nicht, indem man Gewalt über andere Lebewesen ausübt. Im Gegenteil: Die wahre Stärke eines Menschen zeigt sich an seinem Mitgefühl.

Gleichwohl war ich damals noch nicht dazu bereit, den letzten Schritt zu gehen. Mir war klar, dass auch für Milch und Eier Tiere leiden und sterben, aber auf Milchprodukte gänzlich zu verzichten, konnte ich mir einfach nicht vorstellen. Das lag zum einen daran, dass ich schon als Kind ein großer Milchfan war. Es gab kaum einen Tag, an dem ich keine Milchprodukte zu mir genommen habe. Ich habe das Zeug einfach geliebt. Gleichzeitig war ich der Meinung, dass es ohne tierisches Protein sehr schwierig werden würde, meinen Sport weiter zu betreiben. Der Glaube, dass man ohne tierisches Eiweiß keine Muskelmasse aufbauen kann, ist in der Szene weit verbreitet. Es heißt immer, tierisches Eiweiß sei hochwertiger als pflanzliches. Und dass man gar nicht so viel pflanzliches Protein essen könne, wie man brauche, um im Kraftsport erfolgreich zu sein. Heute weiß ich: Ich habe mich in beiden Punkten getäuscht. Aber der Reihe nach …

Als stärkster Mann Deutschlands merkte ich also plötzlich, dass ich unter Beobachtung stehe und dass es Menschen gibt, die zu mir aufschauen und mich für meine Leistungen bewundern – man könnte sagen, dass ich ein Vorbild für andere bin. Das hat mich in eine Sinnkrise gestürzt. Denn ich erkannte zu dem Zeitpunkt, dass ich nicht nach meinen eigenen Idealen lebe. Mir wurde klar: Wenn ich den Mitgefühl-Gedanken konsequent zu Ende denke, muss ich komplett auf tierische Produkte verzichten. Dafür fühlte ich mich aber zu schwach. Ich war mir sicher, dass ich es nicht schaffen würde und dass meine sportlichen Leistungen nachlassen würden, und das wollte ich nicht. Ich fühlte mich nicht wohl in meiner Haut und wenn mich damals jemand auf diesen Konflikt ansprach, bin ich manchmal ausgeflippt. Das ging so weit, dass ich auf Facebook einmal auf einen Post zu dem Thema wutentbrannt zurückschrieb: »Ich habe nie behauptet, perfekt zu sein!« Aber dann dachte ich: »Warum eigentlich nicht? Warum zum Henker machst du nicht endlich das, was du für richtig hältst?« Da habe ich dann meine Ernährung umgestellt.

Das Verrückte war, dass es mir überhaupt nicht schwergefallen ist, auf Milchprodukte zu verzichten. Im Gegenteil: Schon nach kurzer Zeit hatte ich gar keine Lust mehr darauf. Das Prinzip, das hinter dem sogenannten Milchjieper steckt, habe ich erst später kapiert. Schuld sind die Exorphine. Das sind Stoffe, die ähnlich wie die körpereigenen Endorphine glücklich machen. Man findet sie in Getreide, Kakao, Kaffee und – richtig: Milch. Immer wenn wir also Milch trinken und sie verdauen, nehmen wir diese Glücksstoffe zu uns und so entwickeln wir eine milde Sucht. Lässt man die Milch weg, ist auch diese Sucht recht bald vorbei.

Ich habe außerdem festgestellt, dass mein Säure-Basen-Haushalt ohne Milchprodukte viel ausgeglichener ist. Erste Veränderungen hatte ich bereits bemerkt, als ich aufhörte, Fleisch zu essen. Ich habe schon sehr früh mit dem Krafttraining angefangen. Als ich 13 oder 14 Jahre alt war, fanden ein Freund und ich Wrestling ganz toll. Wir haben uns gegenseitig fast das Genick gebrochen, als wir die Manöver im Garten nachstellen wollten. Irgendwann haben wir angefangen zu trainieren, erst zu Hause, später im Fitnessstudio, und haben festgestellt, dass uns Krafttraining viel mehr Spaß macht als Wrestling. Mein Kumpel hat dann angefangen, auf Bodybuilding-Wettkämpfe zu fahren, und ich habe mich überreden lassen und bin mitgegangen. Ich war auf Anhieb ziemlich erfolgreich. 1999 gewann ich die Deutsche Meisterschaft der Junioren und wurde Juniorengesamtsieger über alle Gewichtsklassen. Aber die Diät, die ich dafür einhalten musste, hat mir nie wirklich gutgetan.

Bodybuilding ist kein Sport im klassischen Sinne. Es ist mehr ein Schönheitswettbewerb. Es gibt eine Jury, die Noten vergibt, und bewertet wird nicht, ob du stark bist, sondern ob du gut ausgebildete Muskeln in den richtigen Proportionen hast, die sich unter der Haut möglichst ausgeprägt abzeichnen. Um das zu erreichen, muss man den eigenen Körperfettanteil ext-

DER STÄRKSTE PFLANZENFRESSER DEUTSCHLANDS

rem minimieren. Deswegen essen die meisten Bodybuilder fast ausschließlich mageres Fleisch, Fisch oder Huhn, reduzieren die Kohlenhydrate und nehmen nur ein Minimum an Fett zu sich. Bei dieser Ernährung ist der Körper ständig übersäuert. Die Folgen stellt man meist erst fest, wenn der Säure-Basen-Haushalt wieder ausgeglichen ist. Man ist plötzlich viel wacher und leistungsfähiger, kann sich besser konzentrieren und die Nährstoffe aus der Nahrung werden vom Körper viel besser aufgenommen.

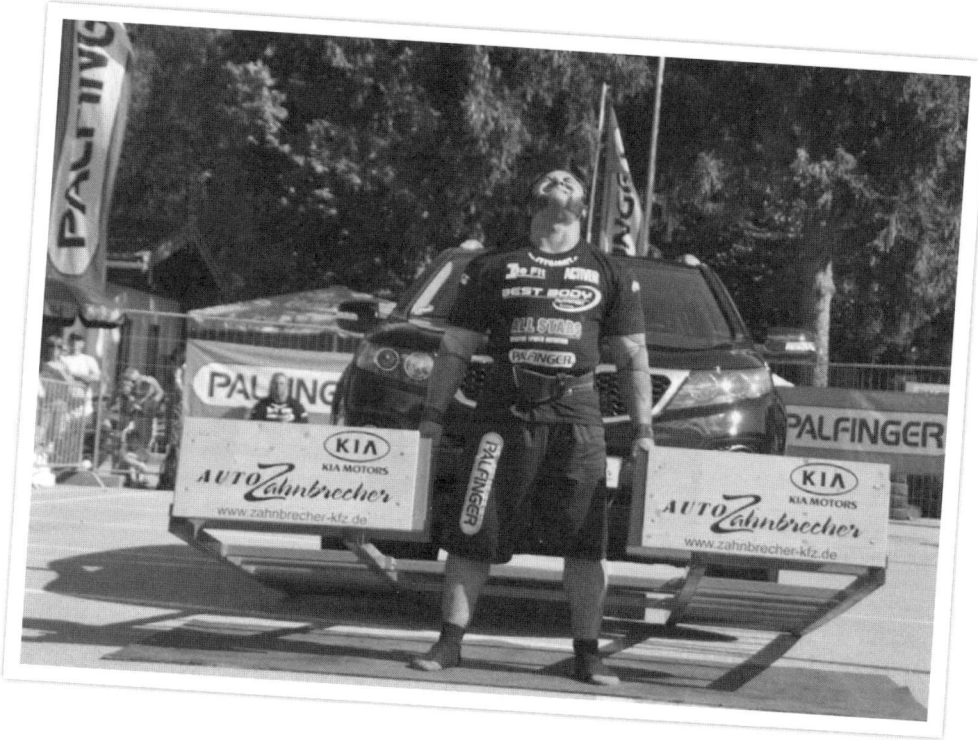

Auch Milchprodukte übersäuern den Körper, zwar nicht so stark wie Fleisch, aber als ich auf eine vegane Ernährung umstellte, hatte ich plötzlich kein Sodbrennen mehr. Darüber war ich sehr froh, denn das war etwas, was mich zuvor immer gequält hatte. Was ich als Veganer aber nicht feststellen musste, war ein Abfall meiner Leistungen.

Eigentlich bin ich in einem Alter, in dem man auf einem hohen sportlichen Niveau kaum noch Fortschritte macht, vor allem dann nicht, wenn man schon so lange trainiert wie ich.

Doch ich verbessere mich immer noch von Jahr zu Jahr. Zwar habe ich den Titel »Stärkster Mann Deutschlands« 2012 nicht verteidigen können, aber das lag nicht daran, dass meine Leistungen schlechter geworden sind, sondern daran, dass die anderen sehr knapp besser waren. Den dritten Platz habe ich trotzdem geschafft. Nun trainiere ich, um den Titel zurückzuholen. Auch bei internationalen Strongman-Wettkämpfen bewähre ich mich, und da weht noch mal ein ganz anderer Wind. 2012 zum Beispiel habe ich allein zwei Weltrekorde gebrochen und die EM im Raw Powerlifting, dem Kraftdreikampf ohne unterstützendes Equipment, gewonnen.

Eiweiß spielt in meiner Ernährung nach wie vor eine wichtige Rolle. Ich nehme durchschnittlich täglich 300 Gramm Protein zu mir. Man könnte sagen, ich mäste mich. Und so schwer wie heute war ich noch nie. Das meiste Eiweiß verzehre ich in Form von Hülsenfrüchten, also Soja, Kichererbsen, Linsen und Bohnen. Da kommt mir mein armenisches Erbe gelegen. Meine Familie gehörte der christlichen Minderheit im Iran an und die Küche meiner Mutter ist noch immer stark von persischen Einflüssen geprägt. Da gibt es eine ganze Reihe sehr leckerer Eintopfgerichte. Wenn man das Fleisch weglässt, hat man ein veganes Gericht, das aus Hülsenfrüchten, Kräutern, Gewürzen und Reis besteht. Reis und Hülsenfrüchte ergeben auch eine ideale Aminosäurenkombination. Das vermeintlich minderwertige Pflanzenprotein wird dann zu einem echten Kraftstoff.

Dass der fast religiöse Glaube an das tierische Eiweiß so verbreitet ist, liegt zu einem Großteil an den Herstellern der Proteinshakes, die es auf dem Markt gibt. Das musste ich selbst direkt erfahren. Die meisten Leute, die Krafttraining machen, informieren sich in entsprechenden Fachmedien. In Deutschland gibt es drei große Printmagazine in diesem Bereich. Nach der Aktion mit PETA wollte ich versuchen, das Thema auch dort mal anzubringen. Also habe ich die Fachmedien angeschrieben. Ich wollte keine Kampagne führen, sondern habe nur vorgeschlagen, dass man doch auch mal über eine andere Ernährung berichten könnte, denn offensichtlich führt ja auch die zum Erfolg. Ich bekam nur Absagen. Das hatte ich fast schon erwartet. Was mich aber schockiert hat, war die Begründung: »Wir propagieren seit Jahrzehnten eine auf Fleisch und Fisch basierende Ernährung. Deshalb können wir das Thema nicht aufgreifen.« Mit anderen Worten: Es kann nicht sein, was nicht sein darf. Mittlerweile ist mir auch klar, warum das so ist. Die wichtigsten Anzeigenkunden dieser Fachmedien sind die Hersteller von Nahrungsergänzungsmitteln. Deshalb nutze ich jetzt das

Internet und wende mich in erster Linie an junge Athleten. Die sind noch nicht so stark von dieser Gehirnwäsche beeinflusst. So habe ich sogar schon einen Metzger kennengelernt, der seinen Beruf gewechselt hat, weil er es irgendwann nicht mehr übers Herz brachte, die Tiere zu töten! Und ich habe dort die Jungs von Vegan Strength kennengelernt. Das ist ein Zusammenschluss von veganen Kraftsportlern auf der ganzen Welt, die den Veganismus ähnlich promoten wie ich und mit denen ich im Moment viel zusammenarbeite.

Das Gute ist ja: Die vegane Szene ist wahnsinnig heterogen. Sie wird von außen immer viel einheitlicher wahrgenommen, als sie in Wirklichkeit ist. Die Menschen kommen aus ganz unterschiedlichen Hintergründen zum Veganismus. Ich bin eben kein schmaler Hippie, der im Gras sitzt und sich von den Sonnenstrahlen ernährt. Ich bin stark und vermittle Maskulinität und Power. Und das ist etwas, was wohl die wenigsten Menschen mit einem Veganer verbinden. Wenn sie dann erstaunt sind, freue ich mich immer wieder.

Patrik Baboumian, Jahrgang 1979, stammt aus dem Iran und lebt seit 1986 mit seiner Familie in Deutschland. Bei den deutschen Strongman-Meisterschaften im August 2011 errang er den Titel »Stärkster Mann Deutschlands«. Außerdem hält er den Weltrekord im Baumstammstemmen in der Gewichtsklasse ab 105 Kilogramm mit einem gestemmten Gewicht von 165 Kilo und weitere Weltrekorde im Fronthold und im Keglift.

VEGANER TRINKEN ALKOHOL?

Wein wird häufig mit tierischen Zusatzstoffen geklärt. Der Biowinzer Klaus Wolf verzichtet schon seit Jahren darauf – aus Überzeugung.

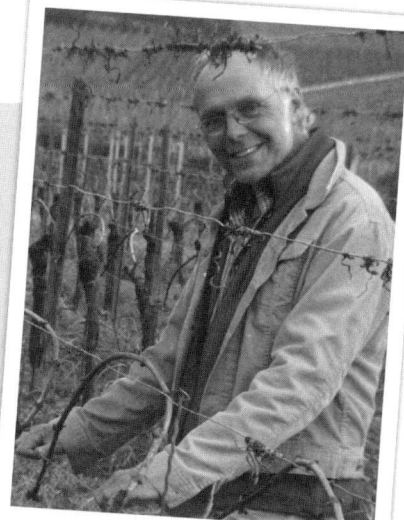

Bis vor Kurzem habe ich noch gedacht, Veganer trinken gar keinen Alkohol. Ich war der festen Überzeugung, das sind so gesundheitsbewusste Menschen, die trinken nur Tee und Wasser. Mittlerweile weiß ich, dass das ein Vorurteil ist. Seit einigen Jahren bekomme ich immer häufiger Anfragen von Menschen, die wissen wollen, ob unser Wein ohne tierische Zusatzstoffe hergestellt ist. Da kann ich ganz klar sagen: Ja, das ist er!

Ich verwende schon seit etwa 15 Jahren keine tierischen Inhaltsstoffe mehr, weder im Anbau noch in der Kellerwirtschaft. Nicht aus Vermarktungsgründen, sondern aus Überzeugung.

1984 haben wir unser Weingut, den Isegrim-Hof, auf biologischen Anbau umgestellt. Damit hat schon mein Vater begonnen, der damals mit dieser Idee noch ein richtiger Außenseiter war. Nachdem meine Mutter 1979 an Krebs gestorben war, hatte er begonnen, sich Gedanken darüber zu machen, welche Auswirkungen all die Pestizide und chemischen Düngemittel, die man bis dato in der Landwirtschaft verwendet hatte, auf unsere Gesundheit haben könnten. Als ich den Hof dann 1984 übernahm, habe ich seinen Weg konsequent fortgesetzt und bin dem Anbauverband Bioland beigetreten.

Wir verwenden keinen chemischen Dünger, der leicht wasserlöslich ist und bei dem der Stickstoff schnell aus dem Boden ausgewaschen wird und ins Grundwasser sickert. Stattdessen ernähren wir unseren Boden ausschließlich mit organischem Material wie zugekauftem Stallmist und pflanzlichem Biodünger. Normalerweise wäre im Biolandbau auch das Düngen mit Schlachthausabfällen, Hornspänen, Haar- und Blutmehl erlaubt, aber das kommt für mich aus ethischen Gründen nicht in Frage. Man sieht ja immer wieder Bilder, wie die Tiere gehalten, getötet und verarbeitet werden. Das finde ich verwerflich und deswegen verwenden wir keinen Dünger tierischer Herkunft.

Im Biolandbau begreift man den Boden als Magen der Pflanzen. Die Käfer, Würmer, Mikroben und Bakterien in der Erde schließen das organische Material, mit dem wir düngen, auf und erst die Stoffwechselprodukte dieser Kleinstlebewesen lösen sich dann im Wasser auf, sodass die Reben und alle Begrünungspflanzen sie über die Wurzeln aufnehmen können.

Die Pflanzen, die auf einem solchen Boden wachsen, sind viel gesünder als jene im konventionellen Weinbau. Doch auch sie wachsen in Monokulturen und sind deshalb anfällig für Pilzerkrankungen wie Mehltau. Auch wir versprühen deshalb Pflanzenschutzmittel, aber im Biolandbau bestehen diese nicht aus Chemikalien, sondern aus Kräuterbrühe, zum Beispiel aus Brennnessel, Schachtelhalm, Algenextrakt, Backpulver und Schwefel. Auch Pflanzenpflegeseife verwenden wir als Schutz gegen Pilzbefall. Ob die ebenfalls vegan ist, weiß ich leider nicht. Da muss ich mich mal erkundigen. Leider gibt es für veganen Wein bislang keine Zertifizierung und somit weder festgelegte Kriterien noch externe Prüfer, die deren Erfüllung überwachen.

Tatsächlich wundere ich mich immer ein bisschen, wenn mir die Leute einfach so glauben, dass ich meinen Wein vegan produziere. Ich weiß, dass es stimmt, aber woher sollen die Leute das wissen? Ich bin nun schon eine ganze Weile im ökologischen Landbau aktiv, habe im Zuge dessen auch schon selbst als Prüfer gearbeitet und andere Betriebe kontrolliert. Ohne Zertifizierung und externe Kontrollen ginge im Bioanbau gar nichts. Nur weil irgendwo »Bio« draufsteht, muss ohne nachvollziehbare Kontrolle noch lange nicht »Bio« drin sein. Dasselbe gilt für das Prädikat »vegan«, aber wie es scheint, haben sich die Strukturen der Qualitätssicherung in diesem Bereich noch nicht ausreichend verfestigt.

VEGANER TRINKEN ALKOHOL?

Abgesehen vom Dünger, der oft aus tierischem Material besteht, verwenden viele Winzer auch in der Verarbeitung, die wir Kellerwirtschaft nennen, tierische Inhaltsstoffe. Das kann Gelatine, Milchpulver oder Hühnerei sein. Gelatine nimmt man, um den Wein vor dem Abfüllen zu klären.

Der frisch gekelterte Traubensaft ist trüb. Wenn die alkoholische Gärung beginnt, wandelt Hefe den im Saft enthaltenen Zucker in Alkohol um. Daraus entsteht junger Wein. Auch der ist noch trüb. Wenn man ihn dann im Tank oder im Fass ruhen lässt, setzen sich die sogenannten Trubstoffe über Wochen und Monate langsam am Fassboden ab. Dieser Prozess lässt sich durch die Beigabe von Gelatine beschleunigen. Dahinter steckt ein simpler physikalischer Vorgang. Die Gelatine, die flüssig zugegeben wird, hat die entgegengesetzte elektrische Ladung zu den Trubteilchen im Wein. Dadurch ziehen sich die Trubteilchen zusammen, verklumpen, werden schwerer und sinken somit schneller zu Boden. Im Grunde ist die Gelatine aber gar nicht nötig, denn mit der Zeit sinken die Trubstoffe von ganz allein ab.

Milchpulver und Hühnerei verwendet man in der Kellerwirtschaft, um den Geschmack abzurunden. Es kann sein, dass der Wein zu viele Gerb- und Bitterstoffe, sogenannte Phenole, enthält. Das passiert zum Beispiel, wenn die Trauben bei der Ernte noch nicht ganz reif waren, weil man sie aufgrund der Witterungsverhältnisse im Herbst zu früh ernten musste. Oder man hat die Trauben beim Pressen zu sehr gequetscht, sodass die Schalen und Kerne beschädigt wurden. In diesem Fall kann man Wein mit Kasein oder dem Eiweiß von Hühnereiern geschmacklich abrunden. Das ist aber nicht nötig, wenn man die Trauben schonend behandelt, sodass der spätere Wein nicht zu viele Phenole enthält.

Wenn das doch mal vorkommt, hat man immer noch die Möglichkeit, den Wein von zwei verschiedenen Lagen zu verschneiden, also zum Beispiel einen Riesling aus einer Hanglage, der ein bisschen bitterer ist, mit einem Riesling aus einer anderen Lage, der mehr Süße hat. Zusammen schmecken sie dann gut. Das nennt man dann einen Lagen-Cuvée und diese Methode ist durchaus üblich. Im Grunde kann man sagen: Wenn ein Winzer langsam und sorgfältig produziert, sind tierische Inhaltsstoffe in der Kellerwirtschaft überflüssig.

Trotzdem wird gerade Gelatine zum Klären sehr häufig eingesetzt, im konventionellen Weinbau ebenso wie im ökologischen. Der einzige Unterschied besteht darin, dass Bioweinbauern tierische Zusätze aus ökologischer Erzeugung verwenden müssen. Darüber hinaus gibt es vonseiten der Biozertifizierung keine Einschränkung. Ich kenne keine offiziellen Zahlen, aber nach dem, was ich so von meinen Kollegen höre, würde ich annehmen, dass mehr als die Hälfte aller Winzer hier in der Region mit Gelatine klärt. In anderen Weinbauregionen ist das vermutlich nicht anders. Es ist ebenfalls üblich, wenn auch seltener, Milchpulver und Eiweiß zur Geschmacksabrundung zu verwenden. Allerdings könnte ich mir vorstellen, dass das in Zukunft zurückgehen wird. Ab der Ernte des Jahres 2013 müssen nach EU-Recht allergene Stoffe deklariert werden und da gehören Kasein und Hühnerei dazu. Nur die Gelatine-Anwendung muss man nach wie vor nicht auf das Etikett schreiben.

Fruchtsäfte

Für Fruchtsäfte wird oft dasselbe Klärungsverfahren mithilfe von Gelatine angewendet wie für Wein. Umfangreiche Anfragen bei Herstellern haben gezeigt, dass die allermeisten klaren Fruchtsäfte, ebenso wie Limonaden und Eistee, die klaren Fruchtsaft enthalten, unter Verwendung von Gelatine geklärt wurden. Naturtrübe Säfte dagegen sind meist ungeklärt. Auch Essig, der ja aus Wein hergestellt wird, und Bier, das keinem Reinheitsgebot entspricht, können mithilfe von Gelatine geklärt sein.

Gelatine wird in der Regel aus dem Bindegewebe von Haut und Knochen von Schweinen und Rindern, aber auch von Geflügel und Fischen gewonnen. In Europa verwendete Speisegelatine wird gemäß brancheninternen Angaben zu etwa 70 Prozent aus Schweineschwarten hergestellt. 18 Prozent der Gelatine werden aus Tierknochen gewonnen und weitere zehn Prozent aus Häuten. In der Kellerwirtschaft kommt oft Fischgelatine zum Einsatz.

Generell werden tierische Inhaltsstoffe sowohl dem Weißwein als auch dem Rotwein zugefügt. Allerdings kommt das bei Weißwein häufiger vor, weil Rotwein meist ohnehin länger lagert und deswegen nicht so stark geklärt werden muss. In der Regel gesteht man Rotwein

VEGANER TRINKEN ALKOHOL?

eine Reifezeit von mindestens einem Jahr zu, bis er in die Flaschen kommt. Weißwein ist auf dem Markt jung, frisch und fruchtig gefragt und wird deshalb oft schon im Winter nach der Ernte abgefüllt. Die Winzer sind also unter Zeitdruck. Das hat auch mit den Jahrgangsschwankungen zu tun. In den Jahren 2010 und 2011 hatten wir naturbedingt sehr kleine Ernten. Wenn das Lager und die Kasse leer sind, muss man zusehen, dass man schnell wieder etwas zu verkaufen hat. Dann bedienen sich viele Weinbauern der Gelatine als Hilfsmittel. Auch Sekt, Prosecco und Champagner sowie die meisten Fruchtsäfte werden mithilfe von Gelatine geklärt.

Ich kläre meinen Weißwein in solchen Fällen mechanisch mit einem Filter. Das kann man sich in etwa wie einen Kaffeefilter vorstellen, nur viel größer. Der Wein wird durch Filterplatten mit unterschiedlicher Stärke gepumpt, welche die Trubstoffe zurückhalten. Das bedeutet mehr Arbeitsaufwand und für den Wein ist es auch eine Strapaze, die man ihm unmittelbar nach der Filtration anschmeckt. Man sagt, der Wein ist füllkrank, weil das bei der Abfüllung in die Flaschen passiert. Aber innerhalb weniger Wochen erholt sich der Wein und bekommt seinen ursprünglichen Geschmack zurück.

Zu Beginn erhielten wir nur vereinzelt Anfragen nach veganem Wein, aber seit ein oder zwei Jahren werden es immer mehr. Seit uns ein Kunde in einem Internetforum erwähnt hat, bekomme ich immer häufiger Bestellungen von Kunden, die explizit nach veganem Wein suchen. Seit dem Sommer 2013 ist unser Wein sogar im Sortiment einer veganen Supermarktkette in Berlin vertreten. Ich könnte mir vorstellen, dass die Nachfrage weiter zunehmen wird. Die Menschen machen sich immer mehr Gedanken darüber, was sie essen und trinken, wie diese Lebensmittel hergestellt sind und was sie beinhalten. Das ist ein deutlicher Trend, den ich sehr begrüße.

Klaus Wolf, Jahrgang 1960, ist Winzermeister. Seit 1984 bewirtschaftet er das elterliche Weingut, den Isegrim-Hof im rheinland-pfälzischen Bad Dürkheim, als zertifizierten Bioland-Betrieb. Seine Familie ernährt sich überwiegend vegetarisch.

DIE WELT GLOBAL VERSTEHEN

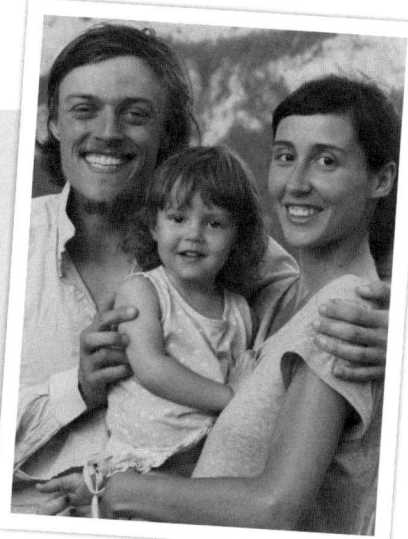

Raphael Fellmer lebt seit 2010 ohne Geld. Bewusster Konsum, Umweltschutz, Veganismus und ein glückliches Leben sind für ihn eng miteinander verknüpft.

18 Prozent der weltweiten Emissionen des Treibhausgases CO_2 stammen laut der Welternährungsorganisation der Vereinten Nationen (FAO) aus der Landwirtschaft, also aus der Produktion von Fleisch, Milchprodukten und Eiern. 18 Prozent! Das ist erheblich mehr als die Emissionen, die der weltweite Verkehr mit Autos, Eisenbahnen, Schiffen und Flugzeugen verursacht. Damit belastet die Produktion tierischer Lebensmittel das Klima deutlich stärker als der gesamte Verkehrssektor mit 13,5 Prozent.

Die Zahlen der FAO stammen aus dem Jahr 2006; aktuellere Untersuchungen wie die wohl berühmteste vom Worldwatch Institute kommen zu noch weitaus drastischeren Zahlen. Nach dieser Studie ist die tierverarbeitende Industrie sogar für 51 Prozent aller durch den Menschen verursachten Treibhausgase verantwortlich! Dieser signifikante Unterschied kommt daher, dass in der FAO-Studie einige Faktoren ausgelassen oder anders gewichtet wurden. Methan ist als Treibhausgas zum Beispiel je nach Studie zwischen 20- und 30-mal wirkungsvoller als CO_2 und beschleunigt so den Klimawandel.

Über ein Drittel der klimaschädlichen CO_2-Emissionen entsteht durch die Rodung von Wäldern, deren Böden anschließend zum Anbau von Futtermitteln wie Soja oder als Weideland für Rinder verwendet werden. Ein Drittel entsteht durch die Verwendung von synthetischen und organischen Düngern und der Großteil des Restes geht auf den Methanausstoß zurück, um es mal deutlich zu sagen: auf die Rülpser und Fürze der Tiere, in erster Linie der Kühe. Dazu muss man wissen, dass Methan den Treibhauseffekt weitaus mehr vorantreibt als CO_2. Das zeigen Vergleiche der Effekte über einen Zeitraum von 20 Jahren. Fleischkonsum ist also weitaus schädlicher für das Klima als jede Fahrt mit dem Auto. Ich will damit nicht sagen, dass wir ab morgen alle wie die Wilden SUVs fahren sollten. Was ich aber sagen will, ist: Wenn wir wirklich effektiv etwas für die Umwelt tun wollen, sollten wir neben allen Bemühungen, nachhaltiger zu leben und zu konsumieren, vor allem darauf achten, unsere Ernährung so pflanzlich, bio, regional und saisonal wie möglich zu gestalten. Viele Studien haben nachgewiesen, dass während der Produktion von einem Kilo Fleisch ähnlich viele Treibhausgase entstehen wie bei einer Autofahrt über eine Strecke von 250 Kilometern. Auch hier gibt es mittlerweile Studien, die darüber noch hinausgehen und ein Kilo Rindfleisch mit einer Autofahrt von rund 1600 Kilometern gleichsetzen.

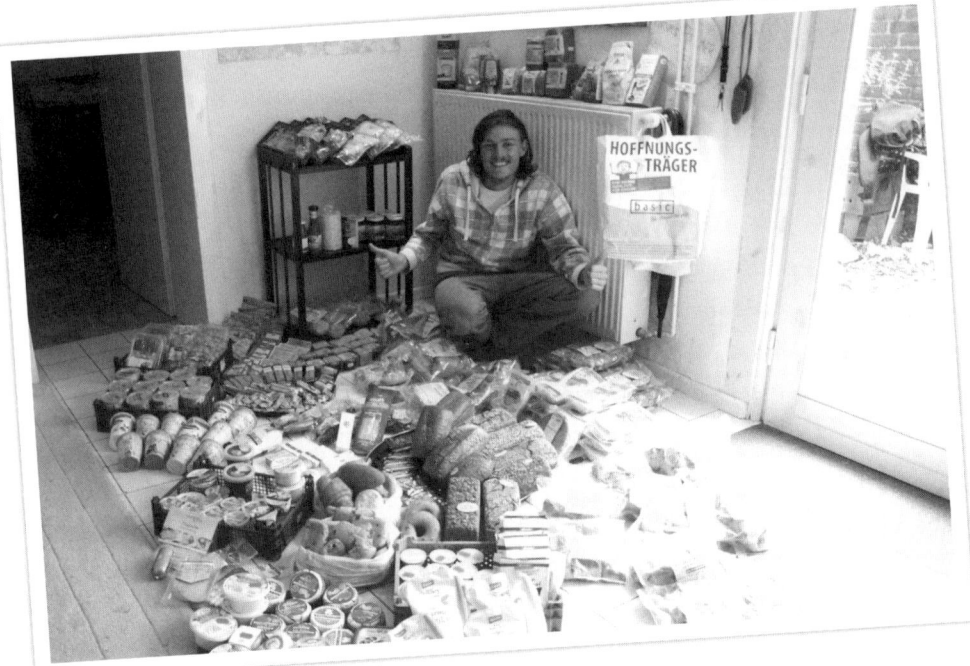

DIE WELT GLOBAL VERSTEHEN

Hinzu kommt, dass CO_2 wesentlich länger in der Atmosphäre bleibt als Methan. Während Kohlenstoffdioxid zwischen 100 und 200 Jahre in der Atmosphäre verbleibt, ist Methan nach nur zehn bis 20 Jahren wieder abgebaut. Selbst wenn wir also sofort alle Kohlekraftwerke, Flugzeuge und Autos stoppen, bleibt das CO_2, das wir bereits in die Luft geblasen haben, dort noch 100 bis 200 Jahre. Durch die unmittelbare Reduzierung unseres Fleischkonsums, der auch eine Reduzierung des Methanausstoßes bewirkt – weniger Fleisch heißt weniger Rinder und weniger Methan – würden wir schon nach zehn bis 20 Jahren einen deutlichen Effekt erzielen. Auf diese Zahlen bin ich als Student gestoßen. Nicht im Rahmen meiner European Studies an der Uni wohlgemerkt, was sehr schön gewesen wäre, sondern in meiner Freizeit. Damals habe ich mehrere Dokumentarfilme zu diesem Thema gesehen und entsprechende Artikel gelesen. Diese Zahlen haben mich zum Umdenken gebracht.

Schon seit meiner Jugend ernähre ich mich weitgehend vegetarisch. Dahinter steckte der Wunsch, das Leid der Tiere zu vermindern. Irgendwie wusste ich einfach, dass da etwas nicht richtig sein kann, wenn wir Tiere töten, um sie zu essen oder auf andere Art zu verwerten. Besonders konsequent war ich aber nie. Ich hatte damals keine Ahnung, wie stark unser Fleischkonsum mit dem Klimawandel und dem Welthunger verknüpft ist. Als ich aber begriff, welch große Auswirkung unsere Ernährung auf die Umwelt hat und dass es nicht nur darum geht, weniger Auto zu fahren und weniger zu fliegen, um das Klima zu schützen, war ich fest entschlossen, etwas zu tun. Es war diese Erkenntnis, die mich zum Umdenken bewegt hat. Allmählich wurde mir klarer, wie sehr auf unserem Planeten alles mit allem zusammenhängt, wie groß die Verantwortung ist, die ich ganz persönlich für die Zerstörung der Erde und der Umwelt trage, und wie unmittelbar sich mein Verhalten auf das Leid von Tieren und Menschen auswirkt.

Gemeinsam mit zwei Freunden gründete ich also die Locomotive Organisation, die es so heute nicht mehr gibt. Wir wollten unser neu gewonnenes Wissen teilen, wollten aufzeigen, was unser Verhalten, vor allem unser Konsumverhalten, bewirken kann.

Als ich im März 2010 zu zwei Hochzeiten nach Mexiko eingeladen war, starteten wir unser erstes und einziges großes Projekt. Wir nahmen die Reise zum Anlass, ein Zeichen zu setzen. Wir wollten möglichst klimaschonend und mit so geringem Ressourcenverbrauch wie möglich nach Mexiko gelangen und damit zeigen, wie wenig der Mensch eigentlich braucht, um seine Träume zu verwirklichen und glücklich zu sein. Also kamen wir auf die Idee, nach Mexiko zu trampen. Und um auf die allgegenwärtige Verschwendung und die Probleme aufmerksam zu machen, die durch das kranke Finanzwesen überhaupt erst entstehen, beschlossen wir, auch ohne Geld auf Reisen zu gehen.

Wir wollten deutlich machen, dass uns Geld oft eher blockiert und limitiert, statt uns zu befreien, wie viele Menschen denken. Denn um Geld zu verdienen und um sich materielle Wünsche zu erfüllen, gehen viele Menschen einer Arbeit nach, die ihnen kaum noch Zeit für die Verwirklichung ihrer Träume lässt. Wie oft hört man jemanden sagen: »Wenn ich nicht arbeiten müsste, würde ich dies oder jenes tun. Aber ich habe leider keine Zeit.« Oder: »Ich würde so gerne, aber ich kann es mir leider nicht leisten.« Das Herz bleibt dabei oft ein bisschen leer. Wir wollten zeigen, dass das nicht so sein muss.

Unsere Reise nach Mexiko dauerte insgesamt elf Monate und führte uns durch Europa, dann nach Marokko und in die Westsahara. Von dort aus setzten wir mit einem Segelboot auf die Kanarischen Inseln und dann auf die Kapverdischen Inseln über. Danach ging es per Boot nach Brasilien und von da aus nach Französisch-Guayana, Surinam, Guyana, wo meine heutige Frau Nieves zu uns stieß, und weiter durch Venezuela und Kolumbien sowie durch ganz Zentralamerika bis nach Mexiko. Insgesamt haben wir auf der Reise auf dem Land- und Seeweg 32 000 Kilometer zurückgelegt. Wir waren hauptsächlich mit Leuten unterwegs, die uns in ihrem Wagen oder Lkw mitnahmen, oder mit dem Schiff, auf Fähren oder kleinen Booten, deren Besitzer uns über einen Fluss brachten. Ernährt haben wir uns von abgelaufenen, aber noch genießbaren Lebensmitteln, die wir in den Containern hinter Supermärkten fanden. Wir wurden auch oft zum Essen eingeladen. Geschlafen haben wir unter freiem Himmel, zum Beispiel bei der freiwilligen Feuerwehr oder in Kindergärten und Schulen. Wir haben immer Plätze gesucht, an denen wir uns sicher fühlten und an denen wir die Menschen nicht in Versuchung brachten, uns etwas zu stehlen. Die freiwillige Feuerwehr ist eine wirklich gute Adresse. Es ist immer jemand da, weil das Haus für den Notfall besetzt sein muss, und wir wurden stets sehr freundlich aufgenommen.

Unser Plan, gänzlich ohne Geld auszukommen, hat sehr gut funktioniert. Wir sind den Menschen mit viel Freude und Offenheit gegenübergetreten und haben das Gute in ihnen gesehen und gesät, stets mit einem Lächeln, aber ohne Erwartungshaltung. Wenn wir an einem

Marktstand oder in einem Restaurant waren, haben wir nicht nach Essen gefragt, sondern nach Lebensmitteln, die nicht mehr verkauft werden können, und haben erklärt, warum wir eine Reise ohne Geld machen und was wir damit bezwecken wollen. Die Menschen sind uns sehr herzlich begegnet, wir haben nie hungern müssen und wir haben auch fast immer einen Schlafplatz gefunden.

In Costa Rica beschloss ich dann, den letzten Schritt zu gehen und mich nicht mehr nur vegetarisch, sondern vegan zu ernähren. Ich wollte mir endlich selbst treu sein. Schon einige Zeit zuvor hatte ich den Film *Earthlings* gesehen und wusste eigentlich, dass auch Milchprodukte und Eier unter Bedingungen produziert werden, die ich nicht gutheißen kann. Diesen Konflikt hatte ich die ganze Zeit über im Kopf. Ich besaß die Information und das Mitgefühl, aber irgendwie war ich einfach zu schwach, das umzusetzen. Ich dachte immer: »Nee, ich bin auf einer Reise ohne Geld und da kann ich mich gar nicht ausgewogen ernähren, wenn ich so eingeschränkt bin. Das mache ich dann, wenn ich es mir wieder aussuchen kann.« Irgendwann habe ich mich selbst durchschaut und erkannt, dass das nur Ausreden waren.

Ich denke, das ist ein Gefühl, das sehr viele Menschen kennen: Man weiß, was richtig wäre, schafft es aber nicht, sich aus den kulturellen Prägungen, mit denen man aufgewachsen ist, zu lösen. In Europa und fast allen anderen Ländern der Welt ist es normal, Tiere zu essen, genauso wie es für uns normal ist, Deutsch zu sprechen und ältere Menschen, die wir nicht kennen, zu siezen. Das wurde uns von klein auf beigebracht. Irgendwann habe ich begriffen, dass das alles nur konditionierte Verhaltensweisen sind, die mit meinem eigentlichen Sein gar nichts zu tun haben, und dass ich sie ablegen kann, wenn ich das will. Denn Kultur ist etwas, was nicht von oben passiert. Kultur verändert sich durch die Menschen. Ich merkte, dass ich ein Mensch sein will, der den Kulturwandel aktiv gestaltet, hin zu einer Kultur, die uns von ganzem Herzen entspricht und die nicht nur aus alten Mustern besteht. Also nahm ich den 1. November zum Anlass und stellte meine Ernährung um. Seit 1994 ist das der Weltvegantag. Damals feierte die Vegan Society ihren 50. Jahrestag. Am 1. November 2010 waren wir gerade in San José, der Hauptstadt von Costa Rica, des einzigen Landes in ganz Amerika, in dem es kein eigenes Militär gibt.

Mit dieser Entscheidung setzte bei mir immer mehr das Verständnis ein, wie stark der Veganismus mit allem Möglichen auf der Welt zusammenhängt. Ich begriff, dass der Verzicht auf tierische Produkte letztlich sehr wenig mit altruistischen Motiven zu tun hat. Es geht nicht nur darum, sich aus Mitgefühl um andere Lebewesen zu kümmern, denn Umweltschutz ist im Grunde auch Selbstschutz. Wir als Spezies können auf diesem Planeten, der Mutter Erde, nur dank eines sehr fragilen Ökosystems überleben und nur dann, wenn wir dieses System nicht zerstören. Deshalb müssen wir zusehen, dass wir so wenig wie möglich konsumieren und uns saisonal, regional, biologisch und pflanzenbasiert ernähren. Durch eine vegane Ernährung kann ein Durchschnittseuropäer seinen ökologischen Fußabdruck um 60 bis 80 Prozent reduzieren. Frei nach Gandhi: »Be the change you want to see in the world« – »Lebe den Wandel, den du in der Welt verwirklicht sehen möchtest.« Wir müssen bei uns selbst beginnen.

Um die globalen Zusammenhänge zu verstehen, die für die Zerstörung der Umwelt und den Hunger auf der Welt verantwortlich sind, muss man drei Konzepte kennen: das Konzept des virtuellen Wassers, den Zusammenhang von Nahrungsmittelknappheit und der tierverarbeitenden Industrie sowie das Konzept des kumulierten Energieaufwands der grauen Energie.

Zuerst zur Idee des virtuellen Wassers: Jedes Produkt, sei es Baumwolle, Kaffee oder Fleisch, selbst ein Auto oder ein PC sowie Dinge, die rein oberflächlich betrachtet kein Wasser enthalten, verbrauchen oder verunreinigen bei der Produktion das Wasser der Seen, Flüsse, Meere und das Grundwasser. Gerade bei der Verarbeitung von Baumwolle oder der Herstellung von Lebensmitteln ist die Menge des benötigten Wassers sehr groß. Fleisch fällt dabei besonders ins Gewicht. Ein Kilo Kartoffeln benötigt zum Beispiel nur 200 Liter Wasser, bis es in unserer Küche liegt. Ein Kilo Fleisch verbraucht im Vergleich dazu sehr viel mehr, nämlich zwischen 7000 und 17 000 Liter Wasser, bis wir es in der Pfanne braten können. Wie geht das vor sich?

Das Wasser, das in unseren Lebensmitteln und Konsumgütern steckt, fällt entweder als Regen vom Himmel, stammt aus Seen und Flüssen oder kommt als Grundwasser aus dem Boden. Meist ist das Wasser nicht dort, wo es für die Produktion gebraucht wird, und muss erst mithilfe von Pumpen befördert werden, bevor es auf die Felder gegossen wird. Bei Kartoffeln ist das relativ wenig Wasser, weil die nur wenig gegossen werden müssen. Bei Fleisch ist es sehr viel, da zuerst ungeheure Mengen an Nahrungsmitteln für die Tiere angebaut, gegossen und geerntet werden müssen, bevor die Tiere sie fressen können. Die Menge an Wasser, wel-

DIE WELT GLOBAL VERSTEHEN

che die Tiere selbst trinken oder die im Schlachthof verbraucht wird, ist im Gegensatz zu der, die das Kraftfutter in der Produktion verbraucht, verschwindend gering. Das sind also viel mehr Schritte bis zum fertigen Produkt.

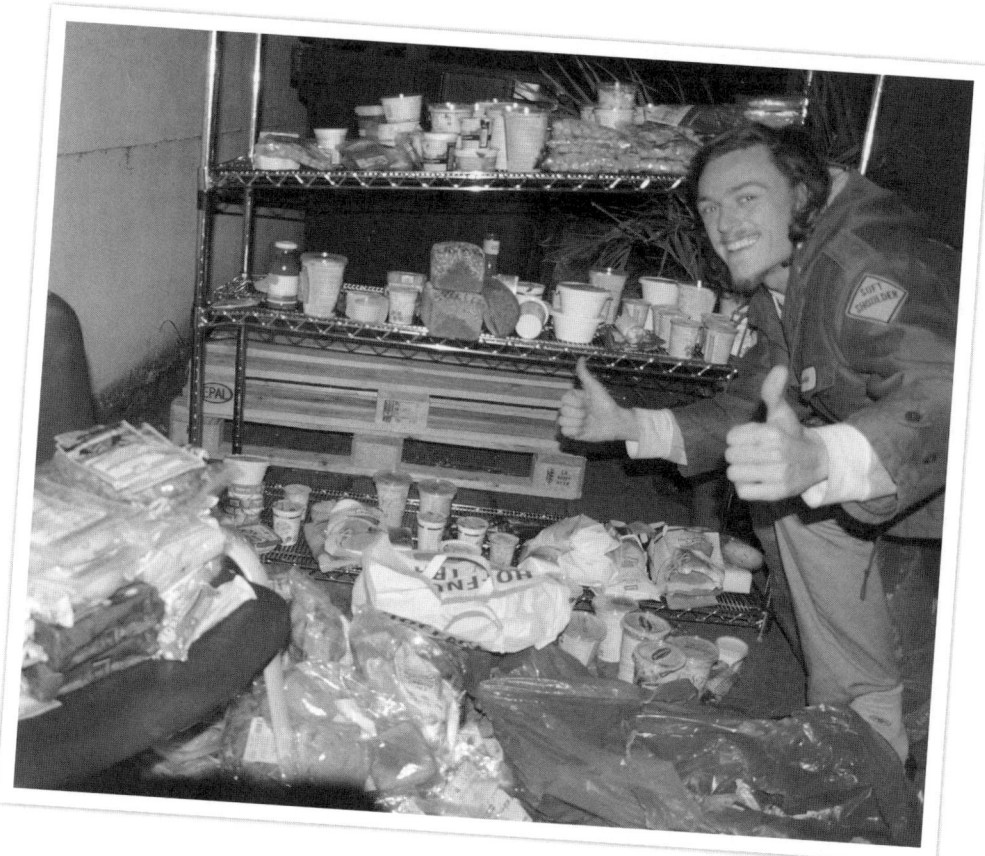

Nun denken die meisten Menschen, dass die Wassermenge, die wir auf der Erde zur Verfügung haben, immer gleich bleibt, aber das stimmt so nicht. Meist ist das Wasser, das zum Beispiel in den Baumwollplantagen verbraucht wird, anschließend durch Pestizide, Schwermetalle und Dünger, die dort zum Einsatz kommen, verseucht. Dasselbe gilt für die Produktion von Soja und Getreide, die als Futtermittel angebaut werden. Zusätzlich verunreinigen die Tiere durch ihre Exkremente das Wasser. Die Gülle, die so entsteht, zerstört ebenfalls die Umwelt. Ähnlich ist es mit dem Wasser, das in der industriellen Produktion von Konsumgütern verwendet wird. So ist es zu erklären, dass der Grundwasserspiegel weltweit massiv sinkt, dass große Seen, wie zum Beispiel der Aralsee, Jahr für Jahr Wasser verlieren und sogar große Flüsse immer öfter trocken bleiben.

Jeder Mensch in der Europäischen Union verbraucht pro Tag im Schnitt rund 150 Liter an Wasser zum Duschen, Abwaschen oder für die Toilettenspülung, aber rund 5500 Liter an virtuellem Wasser. Dieses virtuelle Wasser, das zur Erzeugung von Konsumgütern aufgewendet wird, stammt zum überwiegenden Teil aus Nicht-EU-Ländern. Dieser Umstand trägt maßgeblich und unmittelbar zur Wasserknappheit in anderen Regionen wie Lateinamerika, Afrika oder Asien bei. Wer also die Umwelt schonen will, sollte Konsumgüter möglichst sparsam einsetzen und sich letztlich vegan ernähren, weil diese Ernährung sehr viel weniger virtuelles Wasser verbraucht als jede andere. Denn über 70 Prozent des weltweiten Wasserverbrauchs gehen auf die Landwirtschaft zurück. Die tierverarbeitende Industrie hat daran einen besonders hohen Anteil, denn um ein Kilo Fleisch zu produzieren, werden im Schnitt sieben bis 14 Kilogramm Futtermittel benötigt.

Der Zusammenhang von Nahrungsmittelknappheit und Fleischkonsum funktioniert ganz ähnlich. Um ein Kilo Rindfleisch herzustellen, muss zunächst mal eine landwirtschaftliche Fläche beackert werden, die im Schnitt 7- bis 15-mal so groß ist wie die, die man brauchen würde, um ein Kilo pflanzliches Protein anzubauen. Denn die Tiere, die wir züchten, brauchen Futter. Dieses Futter besteht hauptsächlich aus Soja, das besonders hochwertiges Protein enthält. 90 Prozent der weltweiten Sojaproduktion und 50 Prozent der weltweiten Getreideproduktion werden nicht vom Menschen verzehrt, sondern an Tiere verfüttert. Selbst 40 Prozent des weltweiten Fischfangs werden zu Tierfutter verarbeitet. Würden wir diese Lebensmittel nicht verfüttern, sondern essen und die allgemeine Lebensmittelverschwendung reduzieren, könnten wir schon heute 14 Milliarden Menschen ernähren. Tatsächlich bekommen wir aber nicht mal sieben Milliarden satt. Eine Milliarde Menschen leidet täglich Hunger, und Millionen Menschen sterben jährlich an Unterernährung.

Eine europäische Kuh frisst mehr als 20 Kilo Soja am Tag, um Milch zu geben oder um dicker zu werden, sodass sie am Ende geschlachtet werden kann und Fleisch liefert. Die Rechnung ist ganz simpel. Mit den 20 Kilo Soja, die man an die Kuh verfüttert, könnte man an einem Tag 20 Menschen ernähren. Das wäre sehr viel effektiver, als das Soja erst über

DIE WELT GLOBAL VERSTEHEN

den Umweg der Kuh in tierisches Eiweiß zu verwandeln. Bei diesem Prozess geht nämlich ein Großteil des Eiweißes verloren. Wenn wir bei dem Beispiel bleiben, kann man also sagen, dass die von Menschen gehaltenen Tiere Proteinverschwender sind. Das trifft nicht nur auf die Kuh zu, die ja nichts dafür kann, sondern auch auf den Menschen, der seinen Energiebedarf durch Fleisch deckt.

Eine Studie des WWF verdeutlicht dieses Missverhältnis sehr anschaulich. Um einen Hamburger zu produzieren, benötigt man eine Bodenfläche von 3,6 Quadratmetern, aber nur 0,5 Quadratmeter Fläche, um die Zutaten für einen Teller Spaghetti mit Tomatensoße anzubauen. Nimmt man anstelle des Getreides, aus dem die Spaghetti hergestellt werden und für dessen Anbau auch relativ viel Fläche notwendig ist, Obst und Gemüse, reduziert sich die Fläche im Verhältnis noch mal. Je weniger tierische Produkte ich zu mir nehme, umso geringer ist die Fläche, die für den Anbau nötig ist. Die Weltbevölkerung könnte mehr als satt werden mit dem, was wir heute schon produzieren. Bei einer mehrheitlich veganen Ernährung könnte sogar ein Großteil der von den Menschen gerodeten Wälder der Natur zurückgegeben werden. Unter Fleischessern gibt es den viel zitierten Spruch gegenüber Veganern und Vegetariern: »Du isst meinem Essen das Essen weg.« Leider ist das Gegenteil der Fall. Fleischesser essen einem Großteil der Menschheit das Essen weg.

Hinzu kommt noch eine andere Problematik: Der Großteil des Tierfutters wird in Südamerika mit genetisch manipulierten Samen von Monsanto und Co. angebaut. Durch den massiven Einsatz von Pestiziden, Herbiziden und Insektiziden auf diesen Feldern wird das Land verseucht. Viele Menschen, die in der Nähe solcher Felder leben, leiden unter massiven gesundheitlichen Problemen. Über eine Million Menschen starben bislang an den Folgen der Chemiecocktails, die wir in der Landwirtschaft einsetzen. Frauen bringen missgebildete Kinder zur Welt. Damit die Konzerne genügend Land für den Sojaanbau zur Verfügung haben, werden kleine Bauern oft von den jeweiligen Regierungen auf brutale Art und Weise enteignet. Weil sie kein Land mehr besitzen, auf dem sie etwas zu essen anbauen könnten, treibt es sie in die Städte, wo sie dann oft in massiver Armut leben, während die großen Agrarkonzerne die Gewinne aus dem Verkauf von Kraftfutter einstreichen. Im Land verbleibt von diesem Geld meist nicht viel und das, was bleibt, landet in den Händen von wenigen.

Doch nicht nur die Futtermittelindustrie zerstört das Ökosystem und dementsprechend den Lebensraum von Billionen Tieren und Millionen Spezies, sondern auch die Produktion aller anderen Güter, Waren und Produkte, die wir konsumieren. Deshalb ist das Konzept der grauen Energie von großer Bedeutung, wenn man ganzheitlich nachhaltig und möglichst vegan leben möchte. Unter grauer Energie versteht man die Energiemenge, die für Herstellung, Transport, Lagerung, Verkauf und Entsorgung eines Produktes benötigt wird. Dazu gehören alle Vorprodukte bis zur Rohstoffgewinnung und der Energieeinsatz aller Produktionsprozesse. Diese Energie, die man auch als »kumulierten Energieaufwand« bezeichnet, gewinnen wir in erster Linie aus Kohle, Nuklearenergie, Gas und zu einem großen Teil aus Erdöl. Erneuerbare Energien haben daran nur einen sehr geringen Anteil.

Nehmen wir zum Beispiel ein Smartphone. Zunächst muss sich jemand das Smartphone ausdenken. Dieser Mensch verbraucht Energie, um zur Arbeit zu fahren und am Computer zu arbeiten. Nachdem das Smartphone am Computer erdacht ist, werden Rohstoffe für seine Herstellung benötigt. Das Lithium im Akku zum Beispiel oder Aluminium und andere Erze und Metalle und was eben sonst noch in so einem technischen Gerät steckt. Meist sind das viele Hundert verschiedene Metalle und oft seltene Erden. Diese Rohstoffe müssen unter sehr hohem Energieaufwand gewonnen werden. Das geschieht zum überwiegenden Teil nicht in EU-Ländern und wie wir alle wissen, oft unter inhumanen, unsozialen oder gesundheitsschädlichen Umständen für die Menschen, die in dieser Industrie beschäftigt sind. Bei fast jedem Schritt in der Herstellung leidet das Ökosystem und damit auch die Tiere. Dann müssen die Rohstoffe an den Ort befördert werden, an dem zuerst die Einzelteile des Geräts hergestellt werden, und dann an den Ort, an dem das Gerät zusammengebaut wird, also zum Beispiel nach China oder nach Taiwan. Sowohl der Transport als auch die Arbeit in diesen Fabriken verbrauchen Energie. Meist sind die Arbeitsbedingungen in diesen Werken auch nicht so, dass wir selbst gerne dort beschäftigt wären. Am Ende wird das fertige Smartphone nach Europa verschifft und in die Geschäfte ausgeliefert, wofür auch wieder Energie nötig ist. Dann liegt das Gerät im Laden und obwohl das Smartphone noch nie benutzt worden ist, hat es schon viel mehr Energie verbraucht, als es in seinem gesamten Lebenszyklus später aus der Steckdose zieht. Im Durchschnitt beträgt der jährliche Energieverbrauch der meisten elektrischen Geräte wie zum Beispiel eines Kühlschranks, Laptops oder Fernsehers nur ein Fünftel bis ein Zehntel ihrer grauen Energie.

Foodsharing
Von Raphael Fellmer

50 Prozent aller Lebensmittel, die wir weltweit produzieren, werden derzeit verschwendet. Nicht weil man sie nicht mehr essen kann, sondern weil sie in unserer kapitalistisch geprägten Gesellschaft keinen Wert mehr haben. Sei es, weil das Mindesthaltbarkeitsdatum abgelaufen ist oder weil die Verpackung leicht beschädigt ist oder Größe, Form und Farbe des Produkts nicht den Handelsnormen entsprechen. Das bedeutet gleichzeitig, dass die Hälfte aller Pestizide, die versprüht werden, die Hälfte der verbrauchten Energie und des Wassers, die Hälfte des Tierleides völlig sinnlos waren, denn die Lebensmittel werden von niemandem konsumiert. Im besten Fall werden sie als Tierfutter oder für die Stromerzeugung in Biogasanlagen verwertet. Mittlerweile gibt es über 350 solche Anlagen in Deutschland. Sie werden mit den Lebensmittelresten unserer Gesellschaft betrieben und zusätzlich durch Steuergelder über die Einspeisevergütung aus dem Erneuerbare-Energien-Gesetz subventioniert. Diese Ineffizienz und Verschwendung von wertvollen Ressourcen können wir uns auf Dauer nicht leisten. Deshalb begann ich nach meiner Rückkehr aus Mexiko, die Container von Biosupermärkten in meiner Gegend aufzusuchen, und habe dort all das, was noch ess- und brauchbar war, für mich und meine Familie zusammengesucht. Irgendwann habe ich dann Kontakt zur Geschäftsleitung von Bio Company, der führenden Biosupermarkt-Kette in Berlin und Brandenburg, aufgenommen und habe gefragt, ob wir nicht eine Kooperation eingehen könnten. Die Leitung war sehr offen und hat mir zunächst in Zehlendorf, wo ich früher containern war, die Möglichkeit gegeben, die Sachen abzuholen, bevor sie weggeworfen werden. Irgendwann hatte ich die Idee, das Retten von Lebensmitteln zu professionalisieren und zu dezentralisieren. Zusammen mit über 100 Gleichgesinnten kümmere ich mich nun regelmäßig um Lebensmittel, die von Bedürftigenorganisationen nicht abgeholt wurden. Dank der Lebensmittel-Verschenk-Plattform www.foodsharing.de konnten wir bundesweit über 700 ehrenamtliche Foodsaver für die Idee gewinnen. Auf der Seite haben Privatpersonen, Händler und Produzenten die Möglichkeit, überschüssige Lebensmittel kostenlos anzubieten und abholen zu lassen. Ich mache viel Pressearbeit für die

> Seite, kümmere mich um die Internationalisierung des Projekts und baue das Freiwilligenprogramm der Foodsaver und Foodsharing-Botschafter auf. Jeder Foodsaver sortiert die Lebensmittel, die er abholt, in solche, die essbar sind, und solche, die auf den Kompost oder in die Biotonne kommen. Dann nimmt er sich das raus, was er für die eigene Familie oder die WG und Freunde braucht. Den Rest stellen wir auf der Seite online, und die Lebensmittel, die wir nicht verwenden, bringen wir der Bahnhofsmission oder anderen Menschen, die sie dringend brauchen. Die erst im Dezember 2012 gestartete Plattform hat mittlerweile über 24 000 NutzerInnen und kooperiert mit den größten deutschen Biosupermarktketten Alnatura und Denns. Auch viele kleine Bioläden, Produzenten und Bäcker gehören zu unseren Partnern. So geben wir allen zuverlässigen Menschen die Möglichkeit, aktiv etwas gegen die Lebensmittelverschwendung zu tun. Über www.foodsharing.de/mach-mit kann sich jeder als Foodsaver engagieren.

Das Bundesamt für Statistik hat mal errechnet, dass im Schnitt jeder Euro, den ein Produkt oder eine Dienstleistung kostet, etwa 1000 bis 1200 Wattstunden an grauer Energie entspricht. Ein Euro, den wir für Dienstleistungen oder Konsum ausgeben, kann also ungefähr mit so viel Energie gleichgesetzt werden, wie jeder Deutsche in seinem Privathaushalt täglich verbraucht. Dabei ist es auch wichtig zu wissen, dass in Deutschland knapp die Hälfte des Stroms durch die Industrie und dementsprechend indirekt von uns verbraucht wird. Privathaushalte machen nur ein Viertel des gesamten deutschen Stromverbrauchs aus. Als Richtwert für einen Euro Konsum kann man sich den Verbrauch von rund einer Kilowattstunde merken und sich so grob beim Kauf von Produkten orientieren. Deswegen wäre es wichtig, darauf zu achten, Waren, Güter und Produkte möglichst oft und so lange zu verwenden, wie es nur geht. Wenn man etwas benötigt, sollte man dieses Ding gebraucht kaufen oder – mittels der unzähligen Internet-Plattformen, die es dafür gibt – in die neue Kultur des Teilens einsteigen und Dinge nicht mehr besitzen, sondern sich diese nur ausleihen. Ein anschauliches Beispiel ist das Carsharing. Die University of California, Berkeley, fand heraus, dass ein durch Carsharing gemeinsam genutztes Auto rund 13 Privatautos ersetzt.

Es ist wichtig, dass man all diese Konzepte berücksichtigt. Wenn man wirklich etwas Gutes für unseren Planeten tun möchte, für die Tiere, für die anderen Menschen und die Umwelt, was sich ja im Grunde nicht voneinander trennen lässt, muss man einen ganzheitlichen Ansatz wählen und kann es nicht bei einem Punkt belassen, auch nicht beim Veganismus allein. Nur wenn wir aufhören, unser Glück davon abhängig zu machen, was wir besitzen, und wenn wir uns von der Idee verabschieden, immer mehr besitzen zu wollen, können wir Ungerechtigkeit, Hunger, Umweltzerstörung sowie menschliches und tierisches Leid wirklich nachhaltig reduzieren.

Dieser Gedanke hat mich dazu bewogen, den Geldstreik nach meiner Rückkehr aus Mexiko fortzusetzen. Das heißt, ich verdiene weiterhin kein Geld und gebe auch keines aus. Dadurch reduziere ich meinen Konsum von Gütern und Rohstoffen ganz bewusst. Mein Ansatz ist dabei nicht zwingend, auf Dinge zu verzichten. Ich kaufe zwar nichts, greife aber bewusst auf Dinge zurück, die es schon gibt, und das in fast allen Lebensbereichen, vor allem bei Lebensmitteln, die ja den größten Teil unseres Konsums ausmachen, aber auch bei Kleidung, Geräten, Fahrrädern und so weiter. Auf allen Ebenen versuche ich so, die Ressourcen zu nutzen, die bereits vorhanden sind, aber von anderen Menschen nicht mehr als wertvoll anerkannt werden. Zusammen mit meiner Partnerin Nieves und unserer Tochter Alma Lucia lebe ich im Friedenszentrum Martin-Niemöller-Haus in Berlin. Wir leisten dort quasi einen Freiwilligendienst, entwickeln ehrenamtlich Projekte, machen Gartenarbeit und Bürodienste. Dafür dürfen wir umsonst dort wohnen. Normalerweise bekommt man im Freiwilligendienst noch ein Taschengeld und Essen gestellt, aber darauf verzichten wir.

Unsere Lebensmittel habe ich früher bei Bioläden aus der Tonne gerettet. Mittlerweile habe ich gemeinsam mit Hunderten anderen ein sehr gut funktionierendes Foodsharing-Netzwerk aufgebaut.

Für all die anderen Dinge wie Kleidung und Möbel gibt es in Berlin Umsonstläden. Dort findet man alles Mögliche, auch Computer. Und wenn wir wirklich mal etwas Besonderes brauchen, dann fragen wir Freunde oder Verwandte oder antworten auf eBay-Kleinanzeigen und fragen, ob wir statt der Bezahlung etwas für sie tun können, beim Umzug helfen zum Beispiel, streichen oder renovieren. Oder wir fragen in der Facebook-Community nach, ob jemand etwas hat, was er nicht mehr braucht. Das hat bis jetzt immer funktioniert.

Auch wenn sich das alles ganz leicht anhört, finde ich es ganz wichtig, dass jede Entscheidung im Leben aus vollem Herzen und aus freien Stücken getroffen wird. Wenn der Verzicht auf Geld nicht aus einem Mangel heraus entsteht, dann hat man auch nicht das Gefühl, dass etwas fehlt. Beim Veganismus ist das ähnlich. Wer freiwillig und aus Überzeugung keine tierischen Produkte zu sich nimmt und mit dieser Entscheidung glücklich ist, wünscht sich Fleisch, Milch und Eier auch nicht zurück und hat gar nicht das Gefühl, verzichten zu müssen.

Drei Jahre lang bin ich immer nur getrampt, ob das nun nach Mexiko war oder zu Stern TV in Köln. Mittlerweile bekomme ich sehr viele Anfragen von Medien oder von Schulen, Universitäten, Organisationen und sogar großen Firmen, bei denen ich Vorträge halten darf. Das beansprucht enorm viel Zeit, die ich aber gerne aufbringe, denn mir geht es darum, einer möglichst breiten Öffentlichkeit das Bewusstsein für die Zusammenhänge der Welt zu vermitteln. Um diese Arbeit noch besser machen zu können, nehme ich es mittlerweile an, wenn mir jemand die Zugreise bezahlt. So kann ich meine Zeit effektiver nutzen und während der Bahnfahrten an meinem Buch schreiben, meine Mails beantworten und vieles erledigen, was ich während des Reisens per Anhalter nicht könnte. So habe ich mehr Zeit für meine Familie, und das ist mir das Wichtigste.

Mit dieser Art zu leben wollen wir Hoffnung und Inspiration für Menschen sein und bewusstmachen, dass wir alle sehr viel zum Wohl unseres Planeten, der Tiere und unserer Mitmenschen beitragen können. Dabei verlange ich von niemandem, dass er das alles so extrem betreibt wie wir. Aber wir wollen zeigen, dass in unserer Welt ein sehr großer Rahmen an Möglichkeiten besteht, seinen ökologischen Fußabdruck zu reduzieren und das Leid auf der Welt zu verringern. Jeder muss sich darüber im Klaren sein: Es sind unsere unmittelbaren Entscheidungen, die die Welt prägen. Alles, was wir kaufen und konsumieren, musste irgendwo hergestellt werden. Dafür sind Rohstoffe, Wasser und Energie nötig. Und wenn es um tierische Produkte geht, musste dafür ein Lebewesen leiden, meist sogar sterben. Nur wenn wir unseren Konsum bewusster gestalten und auf Dinge verzichten, die wir nicht unbedingt brauchen oder deren Entstehung wir nicht mit unserem Gewissen vereinbaren können, wird sich etwas ändern. Es hilft nicht, darauf zu hoffen, dass die Umstände von alleine besser werden. Das wird nicht geschehen. Solange jemand eine Kuh essen will, wird sich immer jemand finden, der sie tötet. Zumindest solange wir in einem monetären System leben oder irgendwelchen Tauschmodellen nachgehen.

Natürlich ist mir bewusst, dass ich mich trotz meines Geldstreiks faktisch nach wie vor in der Welt des Geldes bewege. Die Straße, auf der ich laufe, wurde mit Geld gebaut und auch mein Fahrrad hat irgendwann mal jemand für Geld gekauft. Deshalb ist es unser nächstes Ziel, ein veganes Ökodorf zu gründen, das autark existiert. Dort wollen wir unsere eigenen Lebensmittel anbauen und unsere Energie selbständig erzeugen. Und in diesem Ökodorf, das »Eotopia« heißen soll, wird es kein Geld geben. Sprich: Es wird nichts verkauft und es werden keine Dienstleistungen bezahlt. Wenn jemand außerhalb des Dorfes Geld verwenden oder verdienen will, darf er oder sie das natürlich gerne tun, aber im Dorf selbst wollen wir darauf verzichten. Unser Ziel ist es, so irgendwann mit ein- bis zweihundert Menschen irgendwo im Süden Europas zu leben. Jeder soll sich mit seinen Fähigkeiten und Begabungen einbringen, ohne dass diese Leistungen am Ende gegeneinander aufgerechnet werden. Wichtig ist, dass es keine Erwartungshaltung gegenüber den anderen gibt. Wir wissen, dass es den Ort für unser veganes Ökodorf irgendwo in Europa schon gibt. Wir müssen ihn nur noch finden. Ich denke, die Menschen sind für ein solches Leben bereit.

Raphael Fellmer, Jahrgang 1983, lebt gemeinsam mit seiner Partnerin Nieves und Tochter Alma Lucia seit Mai 2011 in Berlin. Raphael Fellmer befindet sich im Geldstreik. Nieves lebt im Konsumstreik, benutzt aber noch ein wenig Geld. Gemeinsam mit anderen hat Raphael Fellmer das Projekt »Foodsharing« aufgebaut. Er engagiert sich bei Betrieben für Nachhaltigkeit, hält Vorträge, bloggt unter http://de.forwardtherevolution.net und plant gerade mit Gleichgesinnten das ökologischste vegane Ökodorf in Europa. Mehr dazu unter www.eotopia.org.

TIERRETTER UNDERCOVER

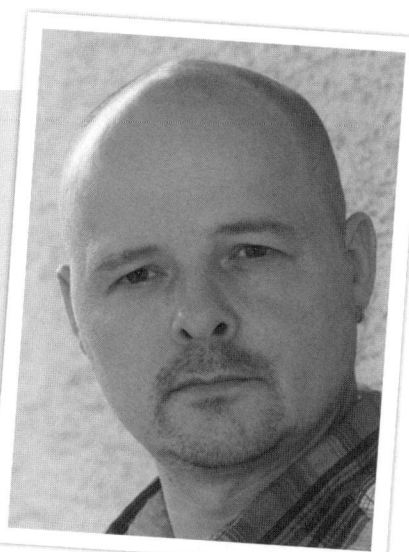

> Stefan Bröckling hat es sich zur Lebensaufgabe gemacht, die katastrophalen Lebensbedingungen von Nutztieren aufzudecken. Dazu steigt er nachts in Ställe ein.

Als ich mich das erste Mal für die Rechte der Tiere einsetzte, war ich noch ziemlich jung, 22 Jahre, um genau zu sein. Damals leistete ich gerade meinen Zivildienst beim Arbeiter-Samariter-Bund in Düsseldorf. Ich hatte jeden Tag etwa zwei Stunden zu tun und ansonsten frei. Weil ich etwas Sinnvolles mit meiner Zeit anfangen wollte, schloss ich mich zuerst einer Gruppe von Tierversuchsgegnern und etwa ein halbes Jahr später der Veganen Offensive Ruhrgebiet an.

Diese Gruppierung gibt es heute nicht mehr, aber damals waren wir im Pott ziemlich aktiv, veranstalteten unangemeldete Demos, Sitzblockaden vor Zoos oder bei Reitturnieren und legten vor Ostern tote Hühner, die wir zuvor bei einer Legebatterie aus der Mülltonne geholt hatten, in die Fußgängerzone, um aufzuzeigen, was die Produktion von Eiern mit sich bringt. Auch Jagdsabotagen haben wir verübt. Zeitweise waren wir jedes Wochenende unterwegs. Damals gab es noch keine Handys, also haben wir uns einfach verabredet. Oft waren wir 30 Leute und sind mit den Autos ausgeströmt, um eine Jagd zu suchen. Zwei Stunden später haben wir uns dann an einem zuvor verabredeten Ort wiedergetroffen und unsere Ergebnisse ausgetauscht. Hatten wir Jäger ausfindig gemacht – manchmal waren die Jagden auch zuvor in der Zeitung angekündigt worden –, sind wir dorthin gefahren und haben uns den Jägern direkt vor die Flinte gestellt. Das war zum Teil ganz schön gefährlich, weil manche Jäger einfach trotzdem weiterschossen. Man kann von Glück sagen, dass in Deutschland noch nie jemand bei einer Jagdsabotage ums Leben gekommen ist. In England ist das schon passiert. Aber verprügelt wurden wir das eine oder andere Mal und den Luftzug der Kugeln haben wir auch einige Male gespürt. Unsere Devise war trotzdem immer: Selbst wenn uns die Jäger angreifen, bleiben wir friedlich und suchen das Gespräch. Oft ist es uns auch gelungen, durch unseren Protest die Jagd abzubrechen. Das war unser Ziel.

Heute, das muss ich ein bisschen wehmütig sagen, gibt es solche Aktionen kaum noch. Das liegt vielleicht auch am Internet. Zwar gibt es immer noch viele Menschen, die sich für den Tierschutz engagieren, und Veganer gibt es heute mehr denn je. Aber viele beschränken ihren Aktionismus darauf, Online-Petitionen zu unterzeichnen und sich auf Facebook und in anderen sozialen Netzwerken gegen Massentierhaltung oder Tierversuche auszusprechen. Das ist nicht dasselbe. Früher gab es vielleicht weniger Veganer, doch diese waren viel aktiver. Natürlich ist es auch wichtig, dass all die Internetvideos veröffentlicht werden, die es derzeit zum Thema Veganismus und Tierrechte gibt. Ich erkenne also durchaus an, wenn jemand zu Hause vor dem Computer sitzt und Videomaterial zu einem tollen Tierrechtsfilm zusammenschneidet, den er dann bei YouTube hochlädt und der von Tausenden von Menschen angeklickt wird und auf diesem Weg viele Leute überzeugt. Das ist ohne Zweifel wichtige Arbeit. Schon allein deshalb, weil wir dadurch nicht mehr auf die Massenmedien angewiesen sind, sondern unsere Infos einfach selbst veröffentlichen können. Trotzdem finde ich es bedauerlich, dass man heute nicht mehr so viele Menschen wie früher für Tierrechtsdemos mobilisieren kann. Diese Zeiten scheinen vorbei zu sein.

1997 habe ich zum ersten Mal eine versteckte Kamera dabeigehabt. Das war bei einer Anti-Zirkus-Demo in Essen. Prompt wurden wir von den Zirkusleuten attackiert. Die beiden Polizisten, die damals vor Ort waren, haben nicht eingegriffen, aber ich hatte alles auf Video und bin anschließend damit zu RTL gegangen. Die haben das Material noch am selben Tag in den Regionalnachrichten gesendet. Das war für die Polizei ziemlich peinlich.

Das nächste Mal, dass ich filmte, war bei einem Reitturnier. »Military« nannte sich das früher, soweit ich weiß. Heute hat man es in »Vielseitigkeitsreiten« umbenannt. Da werden die verschiedenen Disziplinen Dressur, Springreiten und Querfeldeinrennen miteinander kombiniert. Der Geländeritt ist sowohl für die Pferde als auch für die Reiter die schwerste Herausforderung, weil beide extreme Hindernisse überwinden müssen, und das mit einem Mindesttempo von 30 Kilometern pro Stunde. Natürlich kommt es dabei häufig zu Unfällen, regelmäßig mit Todesfolge für Pferd oder Reiter. Im August 2007 wurden sogar die Deutschen Meisterschaften am zweiten Tag abgebrochen, weil sich eine Reiterin bei einem Sturz das Genick brach. Ihr Pferd war mit den Vorderbeinen an einem Hindernis hängen geblieben und hatte sie abgeworfen. Wie viele Pferde bei dieser Art von Rennen auf der Strecke bleiben, kann man nur erahnen.

Bei so einem Rennen haben mich die Leute vom Tierbefreier e.V. gefragt, ob ich ihre Aktion filmen könne. Auf dem Video ist dann zu sehen, wie sich die Aktivisten mit Pferdemasken vor ein Hindernis stellen, die Motorsäge auspacken und das Hindernis durchsägen. Was dann passierte, war krass. Plötzlich sind alle Leute auf die Aktivisten losgegangen. Sogar alte Omas mit ihren Regenschirmen. Da habe ich gemerkt, wie wichtig es ist, die Dinge zu dokumentieren und auf Video festzuhalten. Sonst hat man später keinen Beweis.

Wir haben damals wirklich viele Aktionen wie diese durchgeführt. Einmal im Jahr haben wir vor der Jagdmesse Jagd & Hund in der Dortmunder Westfalenhalle demonstriert. Einmal ist es uns sogar gelungen, aufs Dach zu steigen und ein Transparent zu entrollen, während die anderen unten den Eingang blockierten. Oder wir haben das traditionelle Gänsereiten gestört, ein Rosenmontagsspektakel in Bochum. Dort wird eine Gans kopfüber an ein Seil gehängt. Der Hals der Gans wird mit Fett und Seife eingerieben, sodass er glitschig ist. Dann müssen die Reiter versuchen, im Galopp der Gans den Kopf abzureißen. Mittlerweile wird die Gans vorher getötet, aber früher nahm man eine lebende Gans. Unsere Stör- und Protestaktionen haben natürlich immer wieder dazu geführt, dass wir festgenommen wurden und einige Zeit in der Zelle verbringen mussten. Wir bekamen auch immer wieder Strafen wegen Nötigung oder Hausfriedensbruch aufgebrummt. Da musste man natürlich kucken, wie man das finanziert. Ich bin zu der Zeit Taxi gefahren, um mir meinen Lebensunterhalt zu verdienen.

Gleichzeitig haben wir damals gemerkt: Je spektakulärer die Aktion, umso leichter bekommen wir Presse. Das ist wichtig, denn Presse bedeutet Öffentlichkeit und Raum, um unsere

Ziele zu propagieren. Nach und nach haben wir auch enger mit Fernsehteams zusammengearbeitet. Bei der größten Jagdsabotage, an der ich teilgenommen habe – wir waren um die 150 Leute –, hatten wir zum Beispiel ein Fernsehteam von Pro Sieben dabei. Auch zum Gänsereiten haben uns die Medien immer gerne begleitet.

1994 habe ich dann bei Animal Peace angeheuert, einer Tierrechtsorganisation, die ebenso wie PETA Grundrechte für Tiere fordert. Damals begann ich, mich an Tierbefreiungsaktionen zu beteiligen. Wir sind zum Beispiel in Legebatterien reingegangen und haben einige Hühner rausgeholt. Auch das haben wir gefilmt und anschließend versucht, unser Material in den Medien unterzubringen. Zuerst war ich einige Monate ehrenamtlich bei Animal Peace aktiv, aber schon nach kurzer Zeit wurde ich als Aktionskoordinator eingestellt. Ich bekam zwar nur ein kleines Gehalt, aber immerhin.

1999 wechselte ich zu einem anderen Verein, der sich Arche 2000 nannte. Dort haben wir die Arbeit, die wir zuvor bei Animal Peace geleistet haben, fortgesetzt. Am Ende hatten wir sogar einen Tierrettungsdienst aufgebaut, der 24 Stunden täglich an sieben Tagen der Woche erreichbar war. Das war ein tolles Projekt. Zu der Zeit haben wir sehr viel in Massentierhaltungsbetrieben, aber auch bei Privatpersonen wie Hundezüchtern recherchiert. Oft konnten wir danach unser Material an die Medien weitergeben. Leider ist dieser Verein 2005 an einem riesigen Spendengelderskandal zugrunde gegangen. Damals kam heraus, dass der Geschäftsführer und weitere Mitarbeiter Millionenbeträge aus Spendengeldern für private Zwecke abgezweigt hatten. Er wurde zu einer langjährigen Haftstrafe verurteilt und Arche 2000 musste Insolvenz anmelden.

Im Nachhinein muss ich sagen: Man beobachtet im Tierschutz leider immer wieder, dass Menschen, die anfangs ehrenwerte Motive hatten, plötzlich abdrehen. Schade, dass die gute Sache unter solchen Skandalen immer wieder sehr leidet. Ich war in die finanziellen Angelegenheiten nie involviert. Ich habe immer nur Geld für meine Aktionen und Projekte beantragt und bekam das bewilligt oder eben nicht.

Nach der Insolvenz von Arche 2000 habe ich mich als Kameramann und Fotoreporter selbständig gemacht. Das hat allerdings nicht sonderlich gut funktioniert. Schließlich ging es mir immer um die Sache. Ich wollte für die Rechte der Tiere kämpfen. Das ist keine gute Verhandlungsbasis, wenn man mit dem gedrehten Material seinen Lebensunterhalt finanzieren muss. Wollte niemand für die Bilder bezahlen, habe ich sie immer umsonst hergegeben, weil mir ja viel daran lag, dass sie ausgestrahlt wurden. Das haben die Journalisten bisweilen ziemlich ausgenutzt. Ans Aufhören habe ich trotzdem noch nie gedacht.

Die Tierrechtsarbeit ist mein Leben. Müsste ich etwas anderes tun, wäre ich wohl nicht mehr derselbe Mensch. Natürlich macht mich meine Arbeit auch oft wütend – sehr sogar –, aber zum Glück gibt es immer wieder Erfolgserlebnisse, aus denen ich sehr viel Kraft schöpfe. Das können kleine Dinge sein, zum Beispiel, dass es mir gelingt, einen Hundebesitzer zu überreden, seinen Kettenhund freizulassen und mir zu übergeben. Oder eine große medienwirksame Kampagne, die Konsequenzen für die Betreiber und die zuständigen Behörden hat. So was gibt einem die Kraft weiterzumachen.

Von 2007 bis 2008 war ich etwa ein Jahr lang beim Europäischen Tier- und Naturschutz e.V. als klassischer Tierretter angestellt, habe Katzen aus Messiewohnungen geholt, Hunde von der Kette befreit, Tiere zu den Tierschutzhöfen transportiert, einen grausamen Hundezüchter zum Aufgeben bewegt oder Tierschutzprojekte auf Lanzarote, Kos und Porto mit der Kamera begleitet. Dann kam eine Anfrage von PETA, wo ich von 2008 bis 2013 das Rechercheteam aufgebaut habe.

Egal, für welchen Verein ich bislang gearbeitet habe, meine Recherche läuft im Grunde immer ähnlich ab. Meist bekomme ich einen Hinweis von jemandem, der etwas beobachtet hat. Das können Lkw-Fahrer sein, die auf dem Hof waren, um dort etwas abzuliefern. Manchmal sind es sogar Familienmitglieder, die sich bei mir melden. Dann frage ich zunächst nach Beweisen. Am besten sind Bilder, die jemand vor Ort gemacht hat. Nur in Ausnahmefällen – wenn zum Beispiel die Schilderung sehr plausibel war – gehe ich ganz ohne Beweise hin. Wenn es aber handfeste Beweise gibt, kommen wir – meist nachts – und schauen, ob wir eine offene Tür finden. Das ist ganz wichtig an dieser Stelle: Selbst wenn die Leute das immer wieder behaupten, sind wir bisher nirgendwo gewaltsam eingebrochen. Wenn wir nur verschlossene Türen vorfinden, gehen wir unverrichteter Dinge wieder heim. Früher war das noch häufiger der Fall, aber heute lassen erstaunlich viele Bauern ihre Stalltüren offen. Natürlich gibt es auch mal Ausnahmefälle, wo die Eingangstür verschlossen ist und wir dann durch eine Kotgrube oder durch irgendwelche offenen Klappen einsteigen müssen. Aber einbrechen in dem

Sinne, dass wir irgendwo die Türe aufbrechen oder das Fenster einschlagen, um reinzukommen, das tun wir nie. Sachbeschädigung ist nicht mein Ding.

Kürzlich war ich zum Beispiel in einem Schweinemastbetrieb in Niedersachsen. Die Anlage war etwas abseits vom Hof und die Stalltür war nicht nur auf – es gab nicht mal ein Schloss, um sie zuzusperren. Vor dem Stall fiel mir gleich schon die Kadavertonne auf. So eine Tonne gibt es vor jedem Massentierhaltungsbetrieb, weil immer Tiere sterben. Drinnen kam man zuerst in einen Vorraum, der schon ziemlich dreckig war. Da lagen tote Mäuse auf dem Boden sowie Packungen mit Antibiotika, teilweise offen und auch auf dem Boden – also im Grunde für jedermann zugänglich. Auch in den Räumlichkeiten, in denen die Schweine untergebracht waren, sind wir auf viele Missstände gestoßen. Darunter Tiere, die offenbar seit Wochen in Krankenbuchten untergebracht waren und tief in ihren eigenen Exkrementen standen. Diese Tiere hatten offene Darmvorfälle. Das heißt, hinten guckte der blutige Darm raus. So etwas sehe ich in Schweinemastbetrieben relativ häufig.

Einige dieser Tiere hatten kein Trinkwasser und kein Futter. Die hockten einfach nur in ihren Verschlägen und warteten darauf, dass sie sterben. Eingeschläfert werden Tiere in der Massentierhaltung meist nicht, auch nicht, wenn sie krank sind, denn dazu müsste man den Tierarzt rufen, und das wäre zu teuer und wohl auch zu viel Aufwand. Angesichts der Marge, die ein Tierwirt für so ein Schwein erzielt, sind die Kosten für die Anfahrt des Arztes und die Spritze, deren es für das Einschläfern bedarf, viel zu hoch. Also überlässt man kranke Tiere einfach ihrem Schicksal und wartet, bis sie von allein verenden. Manchmal erschlagen die Bauern sie auch ohne Erlaubnis mit der Axt oder verpassen ihnen eine Überdosis Wurmmittel.

Früher gab es in der Landwirtschaft mal den Beruf des Notschlachters. Der ist von Hof zu Hof gefahren und hat kranke Tiere, die nicht mehr heilbar waren – oder deren Heilung nicht mehr wirtschaftlich gewesen wäre – vor Ort mit einem Bolzenschussgerät getötet. Dieser Beruf wurde aus Hygienegründen abgeschafft. Man befürchtete, dass der Notschlachter, der ja immer wieder mit kranken Tieren in Berührung kommt und dann von Hof zu Hof fährt, Krankheitskeime ausbreiten könnte. Nun gibt es für diese Funktion keinen Ersatz. Der Tierwirt wurde mit der Problematik alleingelassen, und das führt in den allermeisten Fällen dazu, dass kranke Tiere ohne tierärztliche Behandlung dahinsiechen, bis sie sterben.

Als wir in diesem Stall mit unseren Messgeräten die Luft untersuchten, stellten wir fest, dass der Ammoniakanteil bei 60 *parts per million* lag. Gesetzlich erlaubt sind dauerhaft 20 ppm. Und das gilt nur für Tiere. Wir konnten nur mit der Gasmaske in den Stall gehen. Die Schweine stehen da den ganzen Tag drin. Einige Buchten in dem Stall waren so verstopft, dass die Gülle zwischen den dafür vorgesehenen Ritzen gar nicht mehr abgeflossen ist. Die Tiere waren von oben bis unten schwarz von ihren eigenen Exkrementen. Auch Käfer und tote Mäuse, die bereits am Boden festgerottet waren, haben wir dort gefunden und ohne Ende Rattenkot. Außerdem natürlich einen Haufen Fliegen und Fliegenmaden – sowie ein totes Schwein.

Das Schlimme ist: Solche Beobachtungen machen wir immer und immer wieder. Einmal war ich in einem Stall, da war die ganze Wand einer Bucht blutverschmiert, weil das Schwein mit seinem blutigen ausgetretenen Darm ständig an der Wand entlangschrammte. Ich habe schon Tiere mit Nabelbrüchen gesehen, mit melonengroßen Geschwüren am Bauch. Solche Vorfälle melden wir dann an das Veterinäramt, und wenn die Tiermediziner die Vorwürfe bestätigen, können wir Strafanzeige stellen.

Wenn wir in einen Stall gehen, lassen wir von Anfang an die Videokamera mitlaufen. Zuerst filmen wir draußen mit Infrarotlicht ein bisschen die Umgebung, damit nachweisbar ist, an welchem Ort wir uns befinden, dann schalten wir drinnen den Infrarotmodus aus und filmen mit sichtbarem Licht. Meist nehmen wir auch irgendwelche Unterlagen, wie zum Beispiel eine Tageszeitung mit dem aktuellen Datum, mit rein, damit wir beweisen können, dass die Aufnahmen an dem besagten Tag gemacht wurden. Und wir blenden ein GPS-Gerät ein, um die Koordinaten des Ortes zu belegen.

Leider arbeiten nicht alle Veterinärämter gut mit uns zusammen. Aus Erfahrung weiß ich: Etwa 80 Prozent sind eine Katastrophe. Vor ein paar Jahren war ich mal in einem anderen Schweinemastbetrieb, der in einem ähnlichen Zustand war wie der eben beschriebene. Nur der Rattenkot stand dort stellenweise noch höher, außerdem war die gesamte Decke des Stalls mit Schimmel überzogen. Dort habe ich 14 tote Tiere gefunden, obwohl das nur ein ganz kleiner Betrieb war. Die lagen zum Teil draußen frei zugänglich herum, sodass Wildtiere ohne Probleme hingehen und sich mit Krankheitserregern hätten anstecken können. Die restlichen Schweine drinnen hatten alle kein Trinkwasser. Ein sterbendes Tier habe ich in seiner Bucht gefunden. Auf unsere Meldung hin kam am selben Abend noch der Oberamtstierarzt auf den Hof und bestätigte unsere Beschwerden. Aber er sagte auch, dass der Betrieb erst zwei Jahre zuvor kontrolliert worden sei. Da frage ich mich: Ist das ein funktionierendes Kontrollsystem? Erstens sind zwei Jahre eine lange Zeit und zweitens muss doch auch damals schon sichtbar gewesen sein, dass der Betrieb nachlässig geführt ist. Schließlich war bei unserem Besuch die komplette Trinkwasseranlage weggerostet. Die Kontrollen durch die Veterinärämter sind in den meisten Fällen viel zu lasch, davon bin ich überzeugt.

Das beste Beispiel dafür, dass die Kontrollen nicht richtig funktionieren, ist eine Kaninchenzucht, die wir aufgedeckt haben. Die hatte der Bauer anscheinend über zehn Jahre lang illegal und unangemeldet betrieben. Ich meine, zehn Jahre lang? Nicht weit von einem Schweinemastbetrieb entfernt. Und das fällt den zuständigen Veterinärmedizinern nicht auf? Das ist für mich schwer vorstellbar. Auch in dieser Kaninchenzucht waren die Zustände katastrophal: sehr kleine Käfige, drei bis vier Tiere pro Käfig, in drei Etagen übereinander aufgetürmt. Unten drunter ein Güllebecken voller Fliegen und Maden, tote Tiere in den Käfigen, die teilweise schon seit Wochen am Verrotten waren, Tiere mit Genickschiefständen.

Ähnliche Zustände finden wir regelmäßig in Geflügelställen. Den größten Skandal, den wir in diesem Zusammenhang aufgedeckt haben, waren die sogenannten Geflügelgreifer in Betrieben der Firma Wiesenhof. Geflügelgreifer sind die Arbeiter, die Tiere aus der Mast in den Lkw verladen, bevor sie zum Schlachthof gefahren werden. In der Putenmast stehen die Tiere ziemlich dicht gedrängt in einer riesigen Halle, manchmal sind das 7000 Tiere in einem Stall. Wenn die Mast beendet ist, kommen die Arbeiter, treiben die Tiere aus der Halle, packen sie bei den Flügeln, an den Füßen oder am Hals und schleudern sie in den Wagen. »Ausstallen« nennt man das. Auf dem Hof, auf dem ich gefilmt habe, konnte ich beobachten, wie die Arbeiter auf die Tiere, die zu langsam waren oder aus eigener Kraft nicht mehr laufen konnten, draufgesprungen sind und so lange auf deren Hälsen herumtrampelten, bis sie tot waren. Der Stall war glücklicherweise so hell erleuchtet, dass man uns gar nicht gesehen hat, als wir mit der Kamera draußen im Hof standen. So konnten wir die Szene unbemerkt drehen.

Die ARD hat 2011 eine 30-minütige Exklusivreportage über »Das System Wiesenhof« gebracht. Der Untertitel lautete: »Wie ein Geflügelkonzern Menschen, Tiere und die Umwelt ausbeutet«. Produziert wurde der Beitrag von der *Report Mainz*-Redaktion im Auftrag des SWR.

Das meiste Material aus den Ställen stammte von uns, aber die Journalisten haben auch noch eine Menge selbst recherchiert. Der Film wurde 2012 mit dem Bayerischen Fernsehpreis ausgezeichnet. Ich war bei der Verleihung dabei und habe den beiden Reportern den Preis überreicht. Das hat mich wirklich sehr gefreut.

Die Putengreifer, die wir damals gefilmt haben, erhielten 2013 einen Strafbefehl. Aber jetzt kommt's: Sie wurden zu einer Geldstrafe von jeweils 400 Euro verurteilt! So viel dazu, wie wenig unsere Arbeit immer noch bewirkt. Der Betriebsleiter musste 2500 Euro zahlen. Auch das ist in meinen Augen viel zu wenig.

Letztlich ist es mir aber wichtiger, dass ich bei meinen Aktionen die Medien im Boot habe, denn nur so werden die Infos multipliziert. Oft denken die Menschen in Deutschland ja, wir wären so wahnsinnig fortschrittlich und zivilisiert, wir hätten ein funktionierendes Tierschutzgesetz und alles wäre gut – vor allem im Vergleich zu anderen europäischen Ländern. Aber das stimmt nicht. Im Gegenteil. In Deutschland gibt es sehr, sehr viele Massentierhaltungsbetriebe. Wir produzieren längst nicht mehr nur für den deutschen Markt Fleisch, sondern exportieren in die ganze Welt. Bei uns ist die damit verbundene Tierquälerei also mindestens ebenso groß wie anderswo in Europa. Nur ist sie bei uns viel besser versteckt.

Leider stoße ich auch bei Biobetrieben immer wieder auf Zustände, die es wert sind, dokumentiert zu werden. Womöglich muss man zwischen den einzelnen Anbauverbänden unterscheiden, das will ich nicht pauschalisieren. Da gibt es welche, die sich nur an die EU-Richtlinien im Bioanbau halten, und andere, die eigene, strengere Regeln haben, wie zum Beispiel Demeter.

2012 habe ich zum Beispiel in einem Hühnerstall des Biogeflügelhofs Tiemann gefilmt. Dieser Hof produziert für Wiesengold, den größten Bioeierlieferanten in Deutschland. Auch bei Wiesengold ist Tiemann Geschäftsführer. Die verkaufen 150 Millionen Bioeier im Jahr. Um so viele Eier zu produzieren, muss man eine Menge Hühner halten. Der Hof, auf dem ich war, hatte zwei riesige Hallen mit insgesamt vielleicht 15 000 bis 18 000 Tieren. Drinnen haben wir erst mal eine große Population Vogelmilben gefunden. Rote Vogelmilben saugen den Hühnern das Blut aus. Darüber hinaus waren die Anlagen völlig verkotet. Die Kotplatten waren teilweise 30 bis 40 Zentimeter dick. Wir haben sterbende Tiere gefunden, Tiere, die kaum noch Federn hatten, und wir haben Hühner gefunden, denen der Kopf abgerissen worden war. Da fragt man sich natürlich, wie so was passiert. Der Kopf fällt ja nicht von allein ab. Und die Mülleimer vor dem Stall waren randvoll mit toten Tieren. Nachdem wir und ein anderer Verein, Animal Rights Watch, die Recherchen veröffentlicht hatten, ist der Hof aus dem Naturland-Verbund ausgeschlossen worden – allerdings nur dieser Hof, soweit ich weiß, und nicht die gesamte Tiemann-Produktion.

Mir geht es nicht darum, Betriebe oder Konzerne zu ruinieren. Zu einem gewissen Grad habe ich sogar Verständnis für die Bauern. Für die ist es ganz normal, dass man Tiere aufzieht, die irgendwann geschlachtet werden. Damit verdienen die ihr Geld. Ich nehme an, dass die gegenüber dem ganzen Elend, das in ihren Ställen herrscht, ähnliche Scheuklappen haben wie ich, wenn ich durch den Sucher der Kamera gucke. Das macht es mir leichter, mit alldem umzugehen, was ich da sehe. Seit ich immer häufiger auch vor der Kamera agiere, habe ich festgestellt, dass mir das alles viel näher geht, einfach deshalb, weil das Distanz schaffende Objektiv wegfällt. Irgendwie müssen es die Bauern also auch schaffen, das alles zu verdrängen. Ich nehme an, sie haben sich daran gewöhnt, die Tiere einfach nur als Produktionsmittel wahrzunehmen und nicht mehr als Lebewesen mit Gefühlen und Schmerzempfinden.

Man muss auch ganz explizit sagen: An den katastrophalen Zuständen ist nicht allein der Tierwirt schuld, sondern ganz entscheidend auch der Konsument! Wenn der für 100 Gramm Mett nur 69 Cent zahlen will, muss man sich nicht wundern, dass auf den Höfen kein Cent dafür übrig ist, das Leben der Tiere auch nur ein bisschen lebenswerter zu machen.

Was ich erreichen will, ist, die Verbraucher zu informieren. Denn nur wenn Fleisch und andere tierische Produkte aus Massentierhaltung nicht mehr gekauft werden, wird sich etwas ändern. Dabei muss man leider aufzeigen, dass Biohöfe zum Teil auch nicht vor schlechter Haltung zurückschrecken. Die meisten Menschen haben ja eine ziemlich verklärte, romantische Vorstellung davon, was Biotierhaltung bedeutet. Man denkt, dass da 50 bis 100 Hühner wie anno dazumal bei Großmutter fröhlich scharrend und pickend auf der grünen Wiese herumlaufen. Dieses Bild stimmt in den wenigsten Fällen. 2008 zum Beispiel haben unsere Recherchen dazu geführt, dass die damals größte Biohühnerfarm in Nordrhein-Westfalen ihr Biosiegel wieder abgeben musste. Der Betreiber hieß Hennenberg und hat sehr viele Ställe in Deutschland. Zuerst hat er hauptsächlich Käfighaltung betrieben. Als sich der Markt veränderte, ist er auf Boden-, Freiland- und Biohaltung umgestiegen. In der Hühnerfarm, in der ich 2008 recherchierte, waren 20 000 Hühner untergebracht.

Von der Politik wurde der Betrieb als modernes, neues Projekt gelobt. Bei der Einweihungsfeier waren bestimmt 2000 Leute da und der Hof wurde in den Medien gehypt. Nur hat dummerweise niemand gemerkt, dass er gemäß den Vorschriften für Freilandhaltung etwa sechs Hektar zu wenig Auslauffläche hatte. Sechs Hektar zu wenig. Das kann man bei einer Kontrolle eigentlich nicht übersehen, aber es ist keiner der drei zuständigen Kontrollinstanzen aufgefallen, weder dem Nordrhein-Westfälischen Landesamt für Natur, Umwelt und Verbraucherschutz in Düsseldorf noch dem Biopark-Verband, dem der Betrieb angehörte, noch dem Verein für Kontrollierte Alternative Tierhaltung, der das sogenannte KAT-Logo vergibt, das man braucht, um Bioeier im Supermarkt vertreiben zu können.

Das Problem ist, dass weder das Landesamt noch der Anbauverband noch der KAT-Verein selbst kontrolliert. In der Regel werden dafür private Institute engagiert. Meist ist es der Tierhalter selbst, der sich das Institut aussuchen kann, denn er muss die Kontrolle, die ziemlich teuer ist, auch bezahlen. Mit anderen Worten: Die Unternehmen konkurrieren untereinander um die Kontrollaufträge. Weil sie aber nicht von der Kontrollinstanz, sondern vom Tierwirt bezahlt werden, ist relativ klar, wo die entsprechenden Loyalitäten im Zweifelsfall liegen.

Als wir festgestellt hatten, dass der Hof viel zu wenig Auslauffläche hatte, habe ich beim Biopark-Anbauverband angerufen. Ich berichtete, was ich beobachtet hatte. Anschließend rief man dort bei den Kontrolleuren an, um sich rückzuversichern. Die meinten natürlich: alles in Ordnung. Daraufhin sagte man mir beim Anbauverband: alles in Ordnung. Das fand ich ziemlich verwunderlich, denn immerhin hat so ein Bioanbauverband einen Ruf zu verlieren. Ich würde meinen, dass man für solche Hinweise von bekannten Tierrechtsorganisationen dankbar sein und ihnen zumindest nachgehen sollte.

Wir haben nicht lockergelassen und am Ende stellte sich heraus, dass der Tierwirt einen Wald als Auslauffläche deklariert hatte, der dafür ungeeignet war. Außerdem hatte er die Nutzung des Waldes als Weidefläche bei der Forstbehörde gar nicht beantragt. Die Auslauffläche war auch nicht eingezäunt, was ebenfalls hätte passieren müssen. Im Stall fanden wir tote Tiere und keine Einstreu auf dem Boden, was bei Biohaltung vorgeschrieben ist. 2009 wurde dem

Hof das Biosiegel aufgrund der fehlenden Auslauffläche entzogen. Hätten wir nicht eingegriffen, würde dieser Betrieb nach wie vor Bioeier auf den Markt bringen, die keine sind. So viel zum Thema wirksame Kontrollen.

Ein Beispiel, das womöglich zeigt, warum die Kontrollen so lax sind, ist die Geschichte der niedersächsischen Landwirtschaftsministerin Astrid Grotelüschen, die von April bis September 2010 auf diesem Posten war. Dass ihre Amtszeit nur so kurz währte, geht ebenfalls auf unsere Recherchen zurück. Ihr Mann betreibt nämlich die zweitgrößte Putenbrüterei Deutschlands, die auch Wiesenhof mit Putenküken beliefert. Da saß also ziemlich eindeutig eine Agrarlobbyistin im Landwirtschaftsministerium. Das hat in Niedersachsen Tradition. Auch Grotelüschens Vorgänger, Heiner Ehlen, war selbst Schweinezüchter. In seinem Stall habe ich 2003 gefunden, was ich sehr oft finde: Schweine, die sich gegenseitig aus Langeweile und Aggression die Schwänze abfressen, sowie Unmengen von Fliegen. Als ihn die ARD mit dem gefilmten Material konfrontierte, räumte er zunächst ein, dass das natürlich alles nicht in Ordnung sei und so weiter. Als er dann aber gemerkt hat, dass es sein Hof ist, von dem das gedrehte Material stammt, ist er vor laufender Kamera ausgeflippt und hat die Journalisten beschimpft, sie wollten seinem Sohn, der den Betrieb bei seinem Amtsantritt übernommen hatte, etwas anhängen, weil er Minister sei ... Solche Beispiele zeigen für mich, warum das Kontrollsystem bei Tiermastbetrieben eigentlich gar nicht funktionieren kann. Dazu sind die Interessen zwischen Politik und Agrarlobby viel zu eng miteinander verknüpft.

Stefan Bröckling, Jahrgang 1970, ist seit seinem 19. Lebensjahr Vegetarier. Seit er sich 1992 den Tierrechtsaktivisten der Veganen Offensive Ruhrgebiet angeschlossen hat, lebt er vegan. Seit 1994 steigt Bröckling regelmäßig nachts in Ställe ein und dokumentiert die Missstände, die er dort vorfindet, für Tierrechtsvereine und Medien.

RADIKAL IM NAMEN DER TIERE

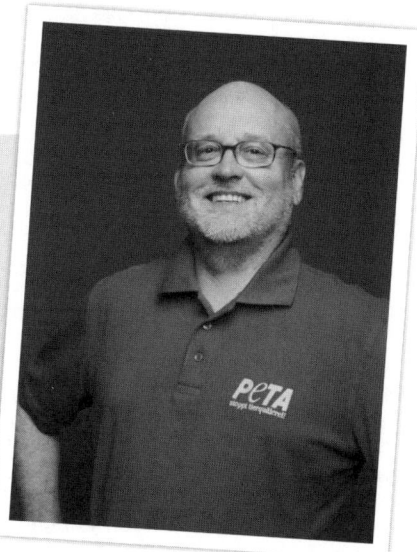

Die Tierrechtsorganisation PETA ist für ihre provokanten Kampagnen bekannt. Provokation muss sein, sagt deren Rechts- und Wissenschaftsberater Edmund Haferbeck.

PETA ist eine Kampagnenorganisation. Wie Greenpeace im Umweltschutzbereich setzen wir uns mithilfe medienwirksamer Aktionen, aber auch mit verdeckten Ermittlungen für die Rechte der Tiere ein. Dabei geht es uns nicht in erster Linie um den TierSCHUTZ, sondern um TierRECHTE. Das ist ein wichtiger Unterschied. Die Abkürzung PETA steht für »People for the Ethical Treatment of Animals«, zu Deutsch »Menschen für den ethischen Umgang mit Tieren«. Wir wollen erreichen, dass die grundlegenden Rechte, wie zum Beispiel das Recht auf körperliche Unversehrtheit, nicht nur für Menschen, sondern auch für Tiere gelten. PETA lehnt darüber hinaus die Vorstellung ab, Tiere als Eigentum zu betrachten. Wir wenden uns also gegen jede Form von »Speziesismus«, also Höherstellung oder Diskriminierung einer Spezies gegenüber einer anderen, sowie gegen Tierversuche, Fleischverzehr, Massentierhaltung, Jagd und die Verwendung von Tieren in der Unterhaltungsbranche, für Kleidung, Möbel oder Schmuck. Nur eine vegane Lebensweise achtet die Rechte der Tiere, so wie wir uns das wünschen.

PETA ist eine gemeinnützige Organisation und wurde 1980 von der Aktivistin und heutigen PETA-Chefin Ingrid Newkirk sowie Alex Pacheco gegründet. Das US-amerikanische Headquarter befindet sich in Norfolk, Virginia. Berühmt geworden ist Ingrid Newkirks Zitat aus dem Jahr 1983: »Tierbefreier bekämpfen die Sonderrolle des menschlichen Tiers, es gibt also keine rationale Basis dafür, zu behaupten, der Mensch hätte Sonderrechte. Wenn es um Schmerz, Liebe, Freude, Einsamkeit und Angst geht, ist eine Ratte gleich einem Schwein, einem Hund, einem Jungen. Jeder von ihnen schätzt sein Leben und kämpft dafür.«

Bereits in den frühen 1980er Jahren hat sich PETA USA mithilfe einiger spektakulärer Aktionen einen Namen gemacht. Der erste große Durchbruch gelang 1981 im Zuge der Affäre um die Silver-Spring-Affen. Alex Pacheco, der Mitbegründer von PETA, führte verdeckte Ermittlungen im Labor für Primatenforschung am Institute of Behavioral Research in Silver Spring, Maryland, durch. Edward Traub, der leitende Forscher, untersuchte dort mithilfe von Elektroschocks die Rückkopplung durchtrennter Nerven in den Gliedmaßen von Affen. Pacheco bewarb sich um einen Sommerferienjob, den er dann auch bekam, und machte Fotos, die zeigten, unter welchen Bedingungen die Affen lebten. Mit seinen Beweisen wandte er sich an die Polizei, die im Labor daraufhin eine Razzia durchführte und Traub verhaftete. Traub war der erste Forscher in den USA, der wegen Tierquälerei verurteilt wurde. Das Urteil wurde zwar später wieder aufgehoben, aber der Fall führte trotzdem zur Novellierung des US-amerikanischen Tierschutzgesetzes im Jahr 1985.

Die Schwesterorganisation PETA Deutschland gibt es seit Ende 1993. Sie wurde von Harald Ullmann gegründet, der zuvor acht Jahre bei PETA USA gearbeitet hatte. Weltweit hat PETA mittlerweile über drei Millionen Fördermitglieder und Unterstützer. In Deutschland sind es mehr als 35 000.

Seit ich 2004 zu PETA Deutschland stieß, hat die Organisation erhebliche Zuwächse an Mitgliedern und Spendengeldern verzeichnet. Vor acht Jahren hatten wir in Stuttgart ein kleines Büro mit fünf Angestellten. Mittlerweile beschäftigt PETA Deutschland 40 Mitarbeiter. In den letzten Jahren konnten wir Zuwachsraten von über 20 Prozent verzeichnen. Im Wirtschaftsdeutsch würde man sagen: PETA ist ein prosperierendes mittelständisches Unternehmen. Das zeigt, dass sich die Menschen immer mehr für die Rechte der Tiere interessieren.

RADIKAL IM NAMEN DER TIERE

Ich selbst beschäftige mich schon seit dem Studium mit dem Thema. Dabei hatte ich das zunächst gar nicht vorgehabt. Ich habe in Göttingen Agrarwissenschaften mit Schwerpunkt Tierproduktion studiert. Als ich mich 1978 an der Uni für dieses Fach einschrieb, hatte das ganz pragmatische Gründe. Ich dachte: Es gibt zwei Berufe, die die Menschheit immer brauchen wird, den des Mediziners und den des Landwirtes. Ich entschied mich für Letzteren, weil ich die Tätigkeit des Bauern für den grundlegendsten und ursprünglichsten aller Berufe hielt.

Ich bin in Detmold in einem sehr konservativen Elternhaus aufgewachsen. Meine Eltern hatten einen Handwerksbetrieb und nutzten die eigene Landwirtschaft für den Hausgebrauch. Tiere waren für uns Nutztiere. Das Huhn legt Eier und das Hausschwein wird geschlachtet, um uns Fleisch zu liefern. Daran bestand gar kein Zweifel. Im Studium aber begann ich diese Sichtweise in Frage zu stellen, denn das Wort »Tier« kam während meines gesamten Studiums so gut wie nie vor. Es ging immer nur um das »Material« und um das »genetische Potenzial«. Das erschien mir nicht richtig.

Damals bewegte ich mich schon länger in gesellschaftskritischen Kreisen. Ich war für Umweltschutzorganisationen wie Robin Wood und Greenpeace aktiv und hatte mich an verschiedenen Aktionen des zivilen Ungehorsams und an Hausbesetzungen beteiligt. Wirklich zum Umdenken brachte mich das Buch *Animal Liberation. Die Befreiung der Tiere* des australischen Philosophen Peter Singer. Er begründete die Theorie des »Speziesismus«, den er wie folgt definiert: »Speziesismus [...] ist ein Vorurteil oder eine Haltung der Voreingenommenheit zugunsten der Interessen der Mitglieder der eigenen Spezies und gegen die Interessen der Mitglieder anderer Spezies.« Vor dem Hintergrund dessen, was ich auf ganz praktische Weise während meines Studiums erfuhr, hat mir dieses Buch die Augen geöffnet.

An der Uni lernte ich, dass es in der Tierproduktion keinen Deut um die Tiere geht. Die Haltungsbedingungen werden nicht etwa an die Tiere, ihre Bedürfnisse und Eigenarten angepasst, im Gegenteil: Die Tiere müssen sich an eingeschränkte, weil möglichst kosteneffiziente Haltungsbedingungen anpassen. Mit anderen Worten: Bestimmte Amputationen sind in der Tierproduktion völlig normal und werden ständig und andauernd praktiziert, damit die Tiere in die engen Käfige passen und sich nicht gegenseitig verletzen können. Kühen werden die Hörner abgebrannt, Ferkeln die Hoden aus dem Leib gerissen, die Ringelschwänze kupiert und die Eckzähne abgekniffen. Puten werden die Schnäbel versengt und Hühnern die Krallen gekappt. All das geschieht ohne Betäubung. Das habe ich bei mehreren Praktika in verschiedenen landwirtschaftlichen Betrieben, die Teil meines Studiums waren, mit angesehen. Deshalb beschloss ich 1982, vegetarisch, und ab 1989, vegan zu leben.

Studie »Qualzucht« bei Nutztieren

Am 15. August 2013 veröffentlichten die Grünen im Bundestag eine Studie, die der Agrarwissenschaftler Bernhard Hörning im Auftrag der Partei an der Hochschule für nachhaltige Entwicklung Eberswalde durchgeführt hatte. Auch diese Studie weist darauf hin, dass in der Landwirtschaft seit Jahrzehnten ein starker Kostendruck besteht. Weil die Preise, die man mit landwirtschaftlichen Erzeugnissen auf dem Markt erzielen kann, stagnierten oder sogar fielen, wurden die Leistungen der Nutztiere kontinuierlich gesteigert. Nur so waren die Bauern in der Lage, das wirtschaftliche Überleben ihrer zudem stetig wachsenden Betriebe zu sichern.

Gab eine Kuh 1950 noch 3785 Liter Milch pro Kilo Lebendgewicht, waren es im Jahr 2011 schon 8173 Liter, also mehr als doppelt so viel. Warf eine Sau im Jahr 1990 noch durchschnittlich 19 Ferkel, waren es 2011 bereits 27. Und legte ein Huhn 1955 noch 118 Eier im Jahr, waren es 2011 knapp 300 Stück. Dazu wurden die Tiere auf einseitige Höchstleistungen hin gezüchtet, wie es in der Studie heißt. Diese zunehmenden Leistungen belasten den Organismus der Tiere aber immer mehr. Leistungsbedingte Gesundheitsprobleme seien festzustellen. Zu den wichtigsten gehören bei Milchkühen Fruchtbarkeitsstörungen, Euter- und Klauenentzündungen, bei Sauen Fruchtbarkeitsstörungen, bei schnell wachsenden Mastschweinen und Mastgeflügel wie Hähnchen und Puten Herzkreislaufprobleme, Gelenkerkrankungen und Lahmheiten. Die Zucht auf eine übergroße Brustmuskulatur bewirke, dass Hähnchen und Puten nicht mehr normal laufen können. Auch bewegen sich diese überzüchteten Puten und Hähnchen im Verlauf der Mast immer weniger und liegen meist auf der feuchten Einstreu. Hautentzündungen sind oft die Folge. Bei den Mastschweinen sei das jugendliche Skelett dem enormen Fleischzuwachs der Tiere häufig nicht mehr gewachsen.

> Darüber hinaus ist die Lebensspanne von Nutztieren in der Landwirtschaft drastisch gesunken. Legehennen werden der Studie zufolge kaum älter als ein Jahr. Danach nimmt die Legeleistung ab und die Tiere werden geschlachtet. Auch Milchkühe werden heute in der Regel nur noch halb so alt wie noch vor 40 Jahren. Im Schnitt bekommen die Kühe nur noch 2,5 Kälber. Mehr als ein Drittel einer Kuhherde geht jedes Jahr zum Schlachthof – die meisten Kühe, weil sie trotz tierärztlicher Behandlung nicht mehr gesund werden, so die Studie. Auch Zuchtsauen werden im Durchschnitt nicht mal mehr drei Jahre alt. Die Hauptursache für die Schlachtung sind Fruchtbarkeitsprobleme, die auf die hohe Anzahl von Ferkeln bei den Würfen zurückzuführen sind.
>
> Das Fazit der Studie: Die ständig steigenden Leistungsanforderungen belasten die Tiergesundheit und das Tierwohl in immer stärkerem Maße.
>
> Interessant war in diesem Zusammenhang die Reaktion des Bauernverbandes. Der kritisierte, die Studie vernachlässige völlig, dass Vitalität, Langlebigkeit und Krankheitsresistenz feste Bestandteile der Züchtungsziele seien. Die Sterblichkeitsrate in der Schweinemast und der Ferkelerzeugung gehe dadurch kontinuierlich zurück. Bauern hätten einen guten Blick dafür, dass nur Tiere, die sich wohlfühlten, auch kontinuierlich hochwertige Nahrungsmittel wie Fleisch, Milch oder Eier lieferten.

Wichtig zu wissen ist dabei, dass sich seit meinem Studium in den 1980er Jahren diese Zustände in den deutschen Landwirtschaftsbetrieben noch um ein Vielfaches verschärft haben. Weil unsere Lebensmittel immer billiger werden müssen – es sind wir, die Verbraucher, die das fordern –, sind die Bauern und Höfe in Deutschland einem enormen Druck ausgesetzt. Es gilt das Prinzip »Wachse oder weiche«. Wer seinen Hof nicht alle paar Jahre vergrößern, wer die Produktion von Lebensmitteln nicht immer effizienter gestalten kann, hat kaum eine Chance, auf dem Markt zu bestehen. Das wirkt sich natürlich auch auf die Tiere aus, die heute mehr denn je eine Ware sind, die möglichst effizient und möglichst zeit- und kostengünstig produziert werden muss. Das gilt leider auch für die Biobranche. Selbst wenn es diesen Tieren zu Lebzeiten besser gehen mag, weil sie unter artgerechteren Bedingungen gehalten werden, ist auch dort die Tendenz zur Industrialisierung der Produktionsprozesse zu beobachten. Anders wäre die steigende Nachfrage nach Biofleisch und anderen Bioprodukten gar nicht zu decken.

In Deutschland toleriert das Rechtssystem all diese grausamen Praktiken und macht sie durch Ausnahmeregelungen möglich. Natürlich gibt es das Tierschutzgesetz. Dort heißt es in Paragraf 1 ganz generell: »Zweck dieses Gesetzes ist es, aus der Verantwortung des Menschen für das Tier als Mitgeschöpf dessen Leben und Wohlbefinden zu schützen. Niemand darf einem Tier ohne vernünftigen Grund Schmerzen, Leiden oder Schäden zufügen.« Das klingt erst mal ganz gut. Und auch die weiteren Gesetze, die dann kommen, sind im Prinzip richtig. Zum Beispiel Paragraf 5, Absatz 1, der besagt: »An einem Wirbeltier darf ohne Betäubung ein mit Schmerzen verbundener Eingriff nicht vorgenommen werden.« So weit, so gut, doch dann kommt die Crux. Schon in Absatz 2 folgen die Ausnahmen von der Regel. Dort heißt es dann: »Eine Betäubung ist nicht erforderlich,

1. für das Kastrieren von unter vier Wochen alten männlichen Rindern, Schafen und Ziegen, sofern kein von der normalen anatomischen Beschaffenheit abweichender Befund vorliegt,
2. für das Enthornen oder das Verhindern des Hornwachstums bei unter sechs Wochen alten Rindern,
3. für das Kürzen des Schwanzes von unter vier Tage alten Ferkeln sowie von unter acht Tage alten Lämmern,
4. für das Kürzen des Schwanzes von unter acht Tage alten Lämmern mittels elastischer Ringe,
5. für das Abschleifen der Eckzähne von unter acht Tage alten Ferkeln, sofern dies zum Schutz des Muttertieres oder der Wurfgeschwister unerlässlich ist,
6. für das Absetzen des krallentragenden letzten Zehengliedes bei Masthahnenküken, die als Zuchthähne Verwendung finden sollen, während des ersten Lebenstages«

und so weiter und so fort.

Exekutiert werden diese Ausnahmeregelungen von den Veterinärbehörden vor Ort. Daraus wird meines Erachtens eines ziemlich deutlich: Hier geht es nie um das Wohl des Tieres, sondern einzig und allein um den Profit der tierverarbeitenden Industrie. Also wurde das Tierschutzgesetz nur vordergründig zum Schutz der Tiere erlassen. Jedem vernünftig denkenden Menschen muss auffallen, dass da etwas nicht richtig ist!

Es sind nicht nur diese Zustände, gegen die sich PETA engagiert. Wir kämpfen auch gegen die Pelztierzucht, gegen die Tierhaltung in Zirkussen und in Zoogeschäften sowie gegen die Tierquälerei bei privaten Züchtern oder Tierhaltern.

Die meisten Hinweise bekommen wir aus der Bevölkerung. Durchschnittlich gehen bei uns zwischen 1200 und 1800 Missstandsmeldungen im Jahr ein. Vielen Hinweisen können wir gar nicht nachgehen, weil wir nicht genügend Personal haben; entsprechende Informationen leiten wir an lokale Organisationen oder Behörden weiter. In erster Linie verfolgen wir selbst Fälle, deren Aufdeckung in unseren Augen die größte Signalwirkung hat. Dazu führen wir immer wieder verdeckte Ermittlungen durch. Unsere Rechercheteams gehen vor Ort in die Betriebe und dokumentieren die Missstände mit Foto- und Videoaufnahmen. Diese bereiten wir dann auf, publizieren sie auf unserer Homepage oder versuchen sie in den Medien zu platzieren. Wir bewegen uns mit solchen Aktionen am Rand der Legalität. Entgegen der landläufigen Meinung und dem, was unsere Kritiker aus der Tierindustrie immer wieder fälschlich verbreiten, verüben wir aber keine Straftaten. Hinter unseren Aktionen steht das moralische Recht, Missstände, die von öffentlichem Interesse sind, aufzudecken und diese zur Anklage zu bringen. Anders als Natur- und Umweltschutzorganisationen haben NGOs im Tierschutzbereich nämlich keine Möglichkeit, eine Verbandsklage einzureichen. Gegen Gesetze und Genehmigungen, die die Allgemeinheit betreffen, können wir also nicht auf dem Rechtsweg vorgehen. Das einzige rechtliche Mittel, das uns bleibt, ist die Strafanzeige. Und dafür brauchen wir handfeste Beweise.

Einer unserer größten Erfolge war die Aufdeckung des Wiesenhof-Skandals in den Jahren 2011 und 2012. Damals haben wir bei Deutschlands größtem Geflügelfleischlieferanten recherchiert und sind auf katastrophale Zustände gestoßen. Immer wieder haben wir Videos veröffentlicht, auf denen zu sehen war, wie die Tiere in Putenmastbetrieben von den Arbeitern mit Füßen getreten und zum Teil schwer verletzt oder auf die Lastwagen geschleudert wurden. Wir haben Strafanzeige gestellt und der Fall ging durch alle Medien. Die Verantwortlichen wurden zu Geldstrafen verurteilt.

Unsere Arbeit geht aber weit über die verdeckten Ermittlungen hinaus. Wir betreiben verschiedene Internetseiten, auf denen wir unsere Informationen zum Thema Tierrechte auf die jeweilige Altersgruppe zugeschnitten verbreiten. Das geht los mit PETA Kids, gefolgt von PETA2 für Jugendliche und Teenager und der normalen PETA-Seite, und schließlich haben wir noch PETA50Plus. Das ist die Internetseite für Senioren. Außerdem fertigen wir Informationsbroschüren und Unterrichtsmaterialien an. Da gehen jede Woche Tausende von Sendungen raus.

Unser drittes Standbein sind die Kampagnen. Die bekannteste ist wohl die Kampagne »Lieber nackt als im Pelz«, für die wir immer wieder prominente Menschen gewinnen können, die uns unterstützen, indem sie sich möglichst unbekleidet – jedoch nicht pornografisch – fotografieren lassen. Es ist nun mal so, Sex sells. Da sind sich bei PETA alle einig, auch die vielen emanzipierten Frauen, die bei uns arbeiten.

Wir machen auch immer wieder Aktionen in Fußgängerzonen oder an belebten Plätzen, wie zum Beispiel vor dem Brandenburger Tor. Um aufzuzeigen, dass zwischen Mensch und Tier kein Unterschied besteht, legen sich unsere Aktivisten und Aktivistinnen beispielsweise in hautfarbener Unterwäsche in Fleischschalen auf den Boden. So sollen die Leute verstehen, dass Mensch und Tier gleichermaßen Leid empfinden können.

Die umstrittenste unserer Aktionen war die Holocaust-Kampagne 2004. Das war eine weltweite Kampagne, initiiert von PETA USA, bestehend aus sieben Bildern, die Szenen aus Konzentrationslagern und aus der Massentierhaltung einander gegenüberstellten. Darüber steht in roten Lettern »Der Holocaust auf Ihrem Teller«. Obwohl die Kampagne in Deutschland nie gezeigt werden durfte – in allen anderen Ländern der Europäischen Union übrigens schon –, war sie doch auch hier eine der erfolgreichsten Werbemaßnahmen überhaupt. Noch heute, knapp zehn Jahre später, wird darüber diskutiert. Sie ist im Gedächtnis geblieben. Es wissen nun viel mehr Menschen, wer oder was die Organisation PETA ist, als vor der Kampagne. Das werten wir als Erfolg. Ich wüsste nicht, warum wir uns nicht derselben Methoden bedienen sollten, wie sie Konzerne in der Werbung anwenden. In der überwiegenden Mehrheit der Fälle versuchen wir, den Veganismus mit Witz und guten Einfällen positiv darzustellen.

Solange die Gesetze, die es in Deutschland zum Schutz der Tiere gibt, nicht eingehalten, sondern mithilfe von Ausnahmeregelungen im Sinne der tierverarbeitenden Industrie systematisch umgangen werden, bleiben wir bei diesen bisweilen drastischen Maßnahmen. Denn es sind die krassen Auswüchse der Tierindustrie, die Organisationen wie PETA nötig machen.

Dr. Edmund Haferbeck, Jahrgang 1957, studierte Agrarwissenschaften mit Schwerpunkt Tierproduktion in Göttingen. Er promovierte zur Nerz-, Fuchs- und Iltiszucht in Deutschland. Von 1990 bis 2009 war er als grüner Kommunalpolitiker in Schwerin aktiv. Seit 2004 ist er Rechts- und Wissenschaftsberater bei der Tierrechtsorganisation PETA in Stuttgart.

MÖGEN ALLE LEBEWESEN GLÜCKLICH UND FREI SEIN

Zur Yoga-Philosophie gehört Ahimsa, das Prinzip der Gewaltfreiheit. Yogalehrerin Antje Schäfer ist über dieses Prinzip zum Veganismus gekommen.

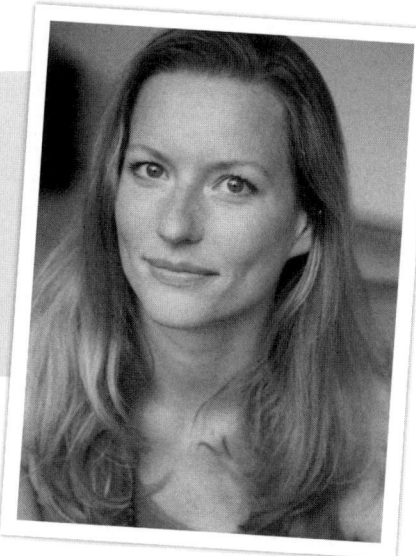

Ohne Yoga wäre ich nie auf die Idee gekommen, vegan zu leben. Yoga ist viel mehr als nur Schwitzen auf der Matte. Yoga ist eine Philosophie, und zwar eine ganz praktische Lebensphilosophie, die im Alltag konkret angewendet werden kann. In der Yoga-Philosophie ist ein Mantra zentral. Es lautet: »Lokah Samastah Sukhino Bhavantu.« Das ist Sanskrit und bedeutet: »Mögen alle Lebewesen glücklich und frei sein.«

Ich habe meine Ausbildung zur Yogalehrerin bei Sharon Gannon und David Life in New York gemacht. Die beiden sind vehemente Tierrechtler. Sie beziehen dieses Mantra ganz wörtlich auf ALLE Lebewesen. Deshalb ist der Vegetarismus beim Jivamukti-Yoga, das Gannon und Life begründet haben, ein zentraler Aspekt. Obwohl nicht alle Yogarichtungen so viel Wert auf dieses Prinzip legen, ist die Idee des ethischen Vegetarismus im sogenannten achtgliedrigen Pfad von Patanjali, einem Leitfaden für das yogische Leben, bereits angelegt.

Neben den Haltungen – den Asanas, die man auf der Matte übt –, dem bewussten Atmen und der Meditation, gehört Ahimsa, das Konzept der Gewaltlosigkeit, auch zu diesem Pfad. Ahimsa kann als eine Verhaltensregel verstanden werden, die das Töten oder Verletzen von Lebewesen untersagt oder zumindest dazu auffordert, das Leid auf ein unumgängliches Mindestmaß zu beschränken. Damit ist auch die Vorstellung verbunden, dass jede Gewaltausübung Karma erzeugt und sich dadurch auf die Zukunft auswirkt. Unser Verhalten steht immer direkt in Verbindung mit unserer Zukunft. Alle unsere Handlungen haben Konsequenzen, die nicht ausgeklammert werden können. Beim Yoga geht es letztlich darum, Glück und Zufriedenheit zu erlangen. Dieses Glück basiert aber nicht darauf, mehr zu haben, weil man jemand anderem etwas weggenommen hat. Die Yoga-Philosophie begreift die Welt als Einheit, in der alle Lebewesen und Handlungen miteinander verbunden sind. Denkt man dieses Konzept zu Ende, ist ein veganer Lebensstil unausweichlich, denn will man Tieren kein Leid zufügen, darf man sie weder unter grausamen Bedingungen halten noch schlachten und essen.

Wenn ich zurückdenke, habe ich schon in der Grundschule vermutet, dass bei unserem Verhalten etwas nicht stimmt. Wie kann ich eine Katze haben, die ich über alles liebe und der ich nie etwas zuleide täte, und gleichzeitig andere Tiere essen? Ist das nicht eine widersprüchliche Einteilung, zu sagen, dich darf ich essen und dich darf ich nicht essen? Dich habe ich lieb und bei dir klammere ich meine Gefühle aus? Schon damals habe ich zu meiner Mutter gesagt, dass wir eigentlich alle Vegetarier sein müssten. Aber wie das eben ist als Kind: Meine Mutter hat das nicht ernst genommen und irgendwann habe ich diesen Gedanken wieder beiseitegeschoben. Schließlich haben alle um mich herum Tiere gegessen und mir hat das Fleisch auch gut geschmeckt.

Als ich dann in der Mittelstufe meinen ersten umfangreicheren Hausaufsatz schreiben musste, für den ich etwas länger Zeit hatte und ein Thema selbst recherchieren musste, hatte ich zufällig vorher einen Film über Tiertransporte im Fernsehen gesehen. Diese Dokumentation fand ich so furchtbar, dass ich beschloss, darüber zu schreiben. Also habe ich tonnenweise Infomaterial gesammelt und damals einen bewegenden Aufsatz verfasst. Veganerin wurde ich aber erst mit 25. Als ich mit 21 Jahren von zu Hause auszog, änderte sich meine Ernährung von selbst. Ich habe mich immer ein bisschen davor geekelt, Fleisch mit den Fingern anzufassen und zu zerschneiden. Also habe ich einfach kein Fleisch mehr gekauft. Meine Ernährung umzustellen war keine bewusste Entscheidung, das ist ganz natürlich passiert.

Patanjali und der achtgliedrige Pfad

Patanjali gilt als Verfasser des Yogasutra. Wörtlich übersetzt bedeutet Sutra »Faden«. Das Yogasutra ist also der klassische Leitfaden des Yoga. Im Yogasutra wird Yoga unter anderem als achtgliedriger Weg dargestellt, der aus folgenden Aspekten besteht:

- **Yama**: das moralisch und ethisch richtige Verhalten anderen gegenüber; dazu zählen **Ahimsa**, die Gewaltlosigkeit, und **Satya**, die Wahrhaftigkeit
- **Niyama**: die Haltung uns selbst gegenüber. Darunter **Sauca**, die Reinheit, und **Samtosha**, die Zufriedenheit
- **Asana**: die Übung der verschiedenen Yogastellungen
- **Pranayama**: Atemübungen und über die Kontrolle des Atems auch die Kontrolle des Geistes
- **Pratyahara**: das Vermögen, den Geist nach innen statt nach außen auszurichten, der Rückzug der Sinne
- **Dharana**: die Konzentration
- **Dhyana**: die Meditation
- **Samadhi**: die Verwirklichung des höheren Selbst in der Einheit des Universums

Alle acht Glieder des Yoga bilden eine untrennbare Einheit. Sie sind nicht als Entwicklungsstufen zu sehen, sondern beziehen sich auf die verschiedenen Aspekte des menschlichen Lebens. Sie werden in dem Sinne nicht nacheinander praktiziert, sondern sind Teile eines ganzheitlichen Lebenswegs, bei dem die verschiedenen Disziplinen zusammen wirksam werden. Nur Samadhi kann als Ziel angesehen werden, die völlige Ruhe des Geistes und das Erkennen der Einheit allen Seins.

Während des Studiums habe ich nebenbei gekellnert und anfangs im Restaurant noch ab und zu Fleisch gegessen. Als ich dann 1999 begann, Yoga zu üben, ist mir die Lust auf Fleisch immer mehr vergangen. Das hatte anfänglich noch gar nichts mit der Philosophie zu tun, denn die spielte zu Beginn meiner Yogapraxis noch keine große Rolle. Ich verspürte einfach kein Bedürfnis, Fleisch oder Eier zu essen, und habe festgestellt, dass Fleisch zu essen meiner Yogapraxis hinderlich war. Nach einem vegetarischen Essen fühlte ich mich immer viel leichter und dadurch auch besser in der Lage, die verschiedenen Haltungen zu üben. Einen bestimmten Zeitpunkt, an dem ich zur Vegetarierin wurde, gab es nicht. Das hat sich einfach so eingeschlichen. Ich weiß nur, dass mir irgendwann bewusst wurde, dass mir ohne Fleisch gar nichts fehlt. Veganismus war für mich damals noch gar kein Thema. Damit habe ich mich erst auseinandergesetzt, als ich 2003 zum Teacher Training nach New York geflogen bin und durch meine Lehrer vom Konzept der Gewaltfreiheit erfahren habe. Zwar hat mir das alles eingeleuchtet, aber anfangs dachte ich noch, man muss es ja nicht übertreiben. Denn Käse habe ich als Vegetarierin immer gerne gegessen. Als ich nach einem Monat wieder aus New York zurückkam, beschloss ich dennoch, es einfach mal für ein paar Monate auszuprobieren. Aus den paar Monaten sind Jahre geworden. Ich habe gemerkt, dass vegan zu leben wesentlich unkomplizierter ist, als man sich das gemeinhin vorstellt.

Viele Menschen, die zum ersten Mal einen Veganer treffen, fragen: »Was isst du denn dann?« Der erste Gedanke ist immer, dass nicht viel zum Leben bleibt, wenn man alle tierischen Produkte weglässt, aber das stimmt nicht. Das zeigen die vielen veganen Kochbücher, die derzeit auf den Markt kommen, sehr eindrücklich. Auch auf dem Lebensmittelmarkt hat sich in den letzten zehn Jahren viel getan. Mittlerweile gibt es eine große Auswahl an veganen Ersatzprodukten zu kaufen: Tofu und Seitan in allen Geschmacksrichtungen und Formen, vegane Brotaufstriche, Sojamilch, Sojasahne, Sojajoghurt, Produkte aus Hafer und, und, und. Schön am veganen Leben ist auch, dass man sich viel mehr Gedanken darüber macht, woraus die Nahrung besteht. Man wird kreativer und probiert viel aus. Auch in der Gesellschaft hat sich einiges getan. Wenn ich mich heute mit Freunden zum Kaffeetrinken treffe und explizit nach einem Café suchen muss, in dem es als Alternative zur Milch Sojamilch gibt, sind es meine Freunde, die erstaunt sind, weil sie dachten, das sei längst selbstverständlich. Früher war das nicht so. Schön ist es auch, zu sehen, dass sich in der Gastronomie einiges ändert und es immer mehr vegane Gerichte oder vegane Restaurants gibt!

Gleichwohl will ich auch davor warnen, sich zu viele Gedanken übers Essen zu machen. Wenn man den ganzen Tag nur darüber nachdenkt, was man wann wo isst, wird es wieder ungesund. Das sind dann die Momente, in denen ich auch mal eine Ausnahme mache. Wichtig finde ich, dass man nicht eine Essstörung hinter einem veganen Lebensstil verbirgt. Als

MÖGEN ALLE LEBEWESEN GLÜCKLICH UND FREI SEIN

Veganer fällt es nämlich sehr leicht zu sagen: »Das kann ich leider nicht essen.« Weniger essen zu wollen sollte aber nicht das Ziel sein! Sogar im Gegenteil. Wer intensiv Yoga übt, muss sich auch ausreichend ernähren.

Zu einem veganen Lebensstil gehören für mich auch Kleidung, Kosmetik und alle anderen Konsumartikel. Die Achtsamkeit, die man als Veganer auf seine Ernährung richtet, weitet sich automatisch aus. Es geschieht ein Wandel im Bewusstsein, den ich sehr wichtig finde. Jeglicher Konsum sollte achtsam gewählt werden. Wie häufig kaufen wir ein? Kleidung, Plastikverpackungen zum Wegwerfen, Möbel ... Alles, was wir neu kaufen, muss produziert werden. Alles, was wir wegwerfen, weil wir lieber etwas Neues haben wollen, ist Verschwendung und schadet Natur und Umwelt. Der Hauptgrund für unseren Konsum ist die Suche nach Glück. Für unsere vermeintliche Zufriedenheit konsumieren wir täglich eine Menge überflüssige Dinge. Das sollten wir ganz bewusst hinterfragen. Brauche ich dieses Produkt wirklich? Wann und wo bin ich verschwenderisch und wann shoppe ich mich glücklich, weil ich einen Mangel spüre? Wie häufig nehmen wir aus Faulheit oder Gewohnheit das Auto, obwohl wir auch mit dem Fahrrad fahren könnten? Der möglichst sparsame Verbrauch von Benzin und allen anderen Rohstoffen gehört für mich zu einer bewussten Lebensweise, die auf Ahimsa gegründet ist. Da hängt die Yogapraxis ganz konkret mit dem Alltag zusammen. Es kostet häufig etwas Anstrengung, sich anders zu verhalten, aber genau dieses Aufbringen von Energie bedingt den Wandel. Durch das Üben von Yoga erfahren wir ganz konkret, dass das Glück, nach dem wir streben, in uns selbst und nicht im Außen zu finden ist. Das mag zwar platt klingen, ist aber wahr.

Samtosha, eines der Niyamas, also eine der Haltungen, die wir uns selbst gegenüber einnehmen, erinnert uns daran: »Sei zufrieden mit den Dingen, die du hast, und mit den Umständen, wie sie sind. Denke nicht, dass du glücklicher wärst, wenn du etwas anderes hättest.« Sonst hecheln wir nur der Befriedigung unserer Wünsche hinterher, sind egoistisch und handeln schnell unbewusst und nicht im Sinne aller Lebewesen. Die bewusste Entscheidung, so wenig zu verletzen wie möglich, sich vegetarisch und vegan zu ernähren, ist also auch ein Weg, unsere Ichbezogenheit zu überwinden.

Mir ist bewusst, dass das ein hoher Anspruch ist. Aber so ist es nicht gemeint. Mir geht es nicht um Verbote oder Dogmen. Natürlich ist niemand perfekt und keiner kann sich immer zu 100 Prozent richtig verhalten. Aber jeder kann sich Gedanken machen, wann Leid vermieden oder verringert werden kann. Ich meine damit einen ganzheitlichen Ansatz, zwischenmenschlich, »zwischentierisch« und damit in unserer Beziehung zur Natur.

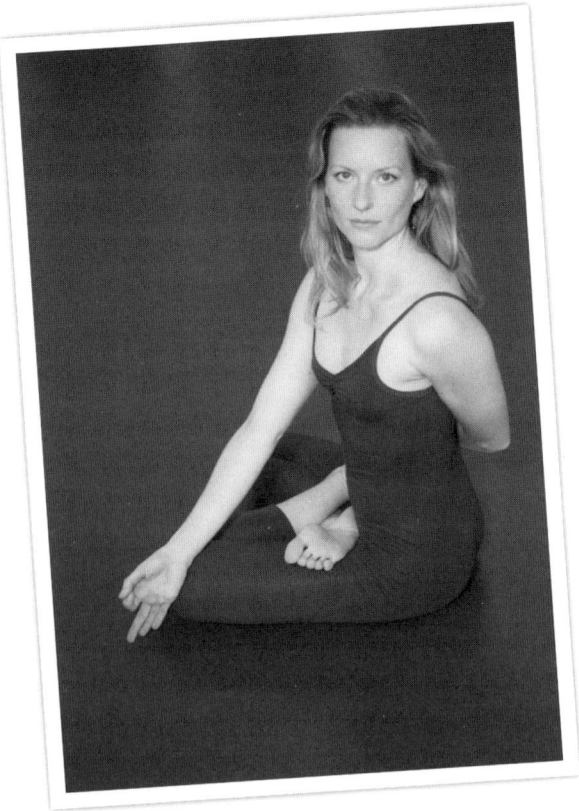

So ist Ahimsa auf der einen Seite ein Konzept, eine Art Grundeinstellung, eine Entscheidung, lieber so zu handeln, dass so wenig Leid wie möglich erzeugt wird. Gleichzeitig ist es aber auch eine Praxis. Ein Sich-darin-Üben, zu sehen, wo Leid vermieden werden kann. Ein Bemühen, sein Verhalten zu ändern, anderen zuliebe, damit sie nicht überflüssig leiden müssen. Es ist ein Perspektivenwechsel. Raus aus der Ichbezogenheit, raus aus der Bequemlichkeit, rein in das Erkennen von Zusammenhängen. Und es lehrt uns, zu verstehen, dass wir alle miteinander verbunden sind und egoistisches Verhalten uns auf Dauer nicht zu Glück und Zufriedenheit führen kann.

Ich bin heute in meiner Ernährung nicht mehr so streng, wie ich das früher einmal war. Mittlerweile mache ich wieder Ausnahmen. Wenn ich irgendwo eingeladen bin und jemand extra einen Kuchen gebacken hat zum Beispiel, dann esse ich ein Stück davon, auch wenn er nicht vegan ist. Wenn ich viel unterwegs bin oder viel auswärts esse, dann gibt es manchmal auch nur die vegetarische Variante. Mir geht es in erster Linie um das Bewusstsein gegenüber dem, was ich zu mir nehme. Das ist mein Ansatz und ich hoffe, dass sich dieser Gedanke immer mehr ausbreiten wird. Wenn jeder von uns nur ein kleines bisschen mehr darauf achten würde, was er konsumiert, dann wäre die Veränderung enorm.

Radikale Vorreiter, wie meine Yogalehrer es sind, sind notwendig, um eine Bewegung auszulösen. Ohne sie gäbe es keinen Wandel. Wenn die Bewegung aber mal ins Rollen gekommen ist und langsam den Mainstream erreicht, ist die Radikalität meines Erachtens nicht mehr so wichtig. Viel wichtiger ist, dass man Respekt hat vor dem, was man isst und konsumiert. Das bedeutet, dass man tierische Produkte, wenn es denn sein muss, nur sehr sparsam und bewusst verwendet, in dem Wissen, dass das in dem Moment etwas ganz Besonderes ist. Man sollte sie nicht gedankenlos nutzen nach dem Motto: »Es ist doch sowieso genug davon da.« Durch diesen Gedanken entsteht das Ungleichgewicht, das unsere Erde und unsere Gesellschaft derzeit bedroht.

Man sagt, Yoga sei immer dann erfolgreich, wenn sich die Menschen nach innerer Ruhe sehnen und sich die Welt im Ungleichgewicht befindet. Im Moment boomt Yoga ungemein. Als ich 1999 begann, Yoga zu praktizieren, war das in München nur in einem einzigen Fitnessstudio möglich. Mittlerweile gibt es in der Stadt bestimmt über einhundert verschiedene Studios.

Dieses Ungleichgewicht in der Welt hat auch mit unserem Konsum, unserer Ernährung und der Art, wie wir Tiere zur Fleischgewinnung halten, zu tun. Da genügt es, wenn man sich die nackten Zahlen vor Augen führt.

Laut dem Statistischen Bundesamt wurden 2012 acht Millionen Tonnen Fleisch produziert. Ein schlimmes Wort eigentlich, »produziert«. Die lebenden Wesen, von denen das Fleisch stammt, geraten so völlig aus dem Blickwinkel. Aber so steht es in der Statistik, die ich zitiere. Das ist erstmals weniger Fleisch als im Vorjahr, aber bis wir an diesen Punkt gelangt sind, ist der Fleischkonsum in den Jahrzehnten zuvor enorm gestiegen.

Im Jahr 1997 haben wir in Deutschland nur 4,9 Millionen Tonnen Fleisch erzeugt – noch so ein Wort. Bis zum Jahr 2011 stieg die Schlachtmenge (!) dann um fast 67 Prozent auf rund 8,2 Millionen Tonnen an. An der gewerblichen Fleischerzeugung (!) hatte Schweinefleisch mit 67,8 Prozent den höchsten Anteil, danach folgten Geflügelfleisch (17,7 Prozent) und Rindfleisch (14,1 Prozent). Wenn man das in geschlachtete Tiere umrechnet, bedeutet es, dass im Jahr 2012 insgesamt 58 365 866 Schweine, 3 353 786 Rinder und 1 428 000 Hühner, Enten und Puten gestorben sind, um zu Lebensmitteln verarbeitet zu werden. Zusammengerechnet sind das 61 721 080, also einundsechzig Millionen siebenhunderteinundzwanzigtausendundachtzig Tiere. Laut dem Zensus 2011, den das Statistische Bundesamt im Mai 2013 vorstellte, gibt es etwa 80 Millionen Menschen in Deutschland. Setzt man Tiere und Menschen als Lebewesen gleich, ist das praktisch so, als würden wir einmal im Jahr 3/4 der Bevölkerung schlachten. Und nicht alles Fleisch, das wir konsumieren, wird in Deutschland geschlachtet. Solche Zahlen drücken für mich ein absolutes Missverhältnis aus.

Das Problem ist, dass Zahlen abstrakt sind. Die Tiere, die im Supermarkt und dann auf dem Teller landen, sieht man nicht. Die natürliche Verbindung zwischen Lebewesen und Fleisch ist in unserer Gesellschaft gekappt. Viele wissen noch nicht mal, dass eine Kuh jedes Jahr kalben muss, damit sie überhaupt durchgehend Milch gibt. Das Kalb wird der Mutter sofort weggenommen. Die Mutter kann es noch nicht einmal trocken lecken oder irgendeinen Kontakt herstellen. Und obwohl die Kuh wesentlich mehr Milch gibt, als das Kalb bräuchte, bekommt das Kalb meist keine Milch von seiner Mutter.

Das Ungleichgewicht, von dem ich vorhin sprach, kommt genau daher. In der Massentierhaltung, die bei diesen Mengen nötig wird, gibt es kein Gleichgewicht zwischen Geben und Nehmen mehr. Fleisch muss aber unter diesen Umständen produziert werden, damit es so billig ist, dass wir diese Mengen überhaupt konsumieren können. Die meisten Menschen, die mal einen Massentierhaltungsbetrieb von innen gesehen haben, würden sagen: »Nein, das will ich nicht mehr.« Das wurde in den letzten Jahren immer mehr Menschen bewusst. Deshalb ist der Veganismus heute so populär. Denn jedes Mal, wenn du in deiner Ernährung und in deinem Konsum bewusst auf tierische Produkte verzichtest, erzeugst du weniger Leid.

Antje Schäfer, Jahrgang 1978, ist Advanced Certified Jivamukti Yoga Teacher und unterrichtet Yoga seit 2003. Sie ist Mitinhaberin und Leiterin des Jivamukti Yogaloft in München.

DIE BLOGGING-QUEEN

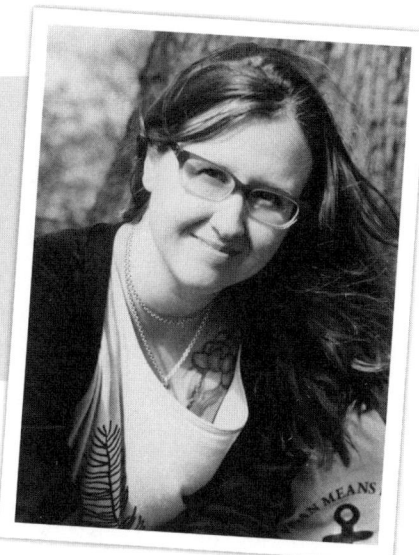

Als Claudia Renner beschloss, vegan zu leben, begann sie ein neues Leben. Den Wandlungsprozess hat sie auf ihrem Blog »Claudi goes vegan« dokumentiert.

Seit meinem 8. Lebensjahr bin ich Vegetarierin, aber das Buch *Tiere essen* von Jonathan Safran Foer hat noch mal alles verändert. Als ich es im Winter 2010 kaufte, war es eigentlich als Weihnachtsgeschenk für meinen damaligen Freund gedacht. Ich wollte erreichen, dass er sich etwas bewusster mit seinem Fleischkonsum auseinandersetzt. Das tat er nämlich nie. Wahrscheinlich macht er das bis heute nicht, denn er hat das Buch nie gelesen. Aber ich! Als ich nach Silvester wieder zur Arbeit musste, war ich mit den 306 Seiten durch. Das Buch hat mich nicht mehr losgelassen.

Dass Massentierhaltung grausam ist, war mir schon lange klar. Dass aber auch bei der Produktion von Milch und Eiern so viele Tiere sterben, wusste ich nicht. Ich dachte immer, die Milch der Kühe trinkt das Kälbchen genauso wie ich. Ich hatte den naiven Glauben, es sei genug für alle da. Doch nun musste ich lesen, dass die Kälbchen den Mutterkühen schon wenige Stunden nach der Geburt entrissen, zur Mast eingesperrt, ziemlich bald getötet und zu Kalbfleisch verarbeitet werden. Genauso war es bei den Eiern. Ich dachte immer, Hühner legen Eier, dann wird ein Teil davon zum Verzehr verkauft und aus dem Rest schlüpfen Küken, die dann entweder auch Eier legen oder irgendwann geschlachtet, zu Fleisch verarbeitet und im Supermarkt verkauft werden. Von einer klaren Trennung zwischen Masthühnchen und Eier legenden Hühnern hatte ich noch nie gehört. Ebenso wenig davon, dass alle männlichen Küken der Eier legenden Sorte einfach geschreddert werden, weil man sie nicht braucht. Der Grund dafür ist banal: Ich habe mir einfach keine Gedanken gemacht. Deswegen bin ich auch keinem Fleischesser und keinem Vegetarier böse, der das nicht weiß. Woher sollten wir es wissen? Es wird uns nie gesagt. Und den Produkten im Supermarkt sieht man es nicht an.

Als ich das Buch zu Ende gelesen hatte, war mir klar: Milchprodukte und Eier kommen für mich nicht mehr in Frage. Weil ich aber immer alles ganz genau wissen will, bevor ich etwas mache, begann ich im Internet zu recherchieren, habe mich über die Supplementierung von Vitamin B_{12} und D informiert und leckere vegane Rezepte herausgesucht. Dann habe ich mir den 10. Januar 2011 als Stichtag gesetzt. Da war in der Arbeit nicht so viel los und abends hatte ich nicht viel vor. Vorher bin ich zum Einkaufen in den Biomarkt gegangen und habe mich mit allen veganen Grundnahrungsmitteln eingedeckt: Obst und Gemüse en masse, Tofu, Quinoa, Amarant, Hirse, Pflanzendrinks, Sojajoghurt und -sahne, veganen Aufstrichen, Hülsenfrüchten ... Das Experiment konnte beginnen.

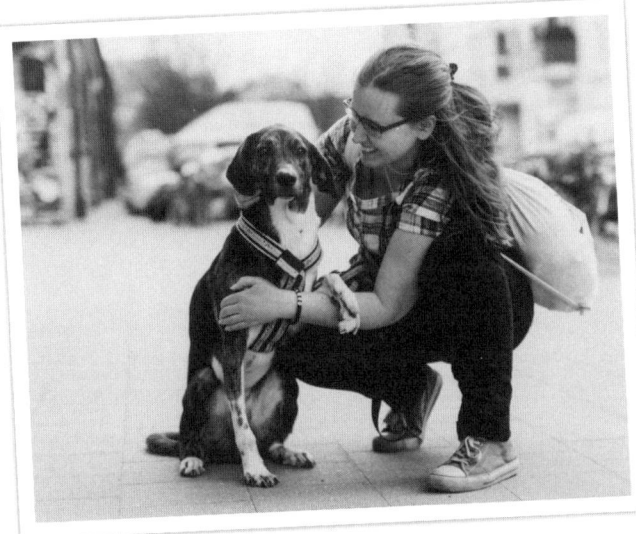

Am ersten Tag meines veganen Daseins begann ich auch, meinen Blog zu schreiben. Ich wollte dieses denkwürdige Ereignis festhalten und dachte: In zwei Jahren kannst du dann draufgucken und noch mal nachlesen, wie es dir mit der Umstellung ergangen ist. Wie ein Tagebuch, nur eben online. Dabei ging es mir nie darum, einen Rezepte-Blog zu erstellen. Ich wollte einfach nur dokumentieren, wie ich mein Leben langsam »veganisiere«. Seither schreibe ich alle zwei bis drei Tage einen Eintrag, zum Beispiel, wenn ich ein neues veganes

Produkt im Supermarkt gefunden habe, das ich empfehlen kann. Oder wenn ich ein neues Gericht ausprobiere. Aber auch meine langwierige Suche nach veganen Kosmetikprodukten oder einer veganen Winterjacke ohne Daunen und Pelzkragen zu einem erschwinglichen Preis habe ich auf meinem Blog dokumentiert. Nach und nach habe ich so auch meinen Kleider- und Schuhschrank, mein Bad sowie meine Putz- und Waschmittel auf öko, fair und vegan umgestellt.

Das Schreiben hat geholfen, den Prozess meiner Veganisierung bewusster wahrzunehmen. Auch wenn ich anfangs nicht davon ausgegangen bin, dass viele Leute mitlesen, schafft so ein Blog doch das Gefühl von Öffentlichkeit. Wenn man weiß, dass jemand lesen könnte, was man schreibt und tut, achtet man viel mehr darauf, alles richtig zu machen.

Irgendwann habe ich festgestellt, dass sich ein paar Leute für das interessieren, was ich schreibe. Plötzlich bekam ich E-Mails und Kommentare von Menschen, die auf meiner Seite gelandet waren. Das war klasse! Vor allem, weil das Feedback durchweg positiv war. Man tauscht sich aus, erzählt sich gegenseitig, was man schon ausprobiert hat und empfehlen kann oder wo man sich möglicherweise geirrt hat. Irgendwann haben dann immer mehr Menschen meinen Blog abonniert. Mittlerweile habe ich 1400 Leser pro Tag, die auf meine Seite klicken.

Mit der Öffentlichkeit tritt aber auch ein Dilemma auf den Plan: Man bekommt Produkte zugeschickt, weil die Firmen sich davon versprechen, dass man sie auf dem Blog kostenlos bewirbt. Das ist aber nicht mein Ding. Oft lehne ich solche Angebote ab. Ich schreibe nur über Produkte, die ich ausprobiert und für gut befunden habe, von denen ich überzeugt bin und die ich auch selbst kaufen würde. Für mich ist der Blog ein Hobby, mit dem ich kein Geld verdienen will. Vor allem in den USA ist das ja mittlerweile ein richtiges Geschäftsmodell. Dort können einige Blogger davon leben. Sie finanzieren sich über Werbung, gezieltes Product-Placement oder Spendenbuttons. Das strebe ich nicht an. Deshalb gibt es auf meinem Blog auch keine Werbeanzeigen.

Ohne Blogs und soziale Netzwerke wie Facebook wäre die vegane Szene in Deutschland nicht, was sie heute ist. Es passiert einfach wahnsinnig viel online. Im Netz findet man die meisten Infos – auch solche, die es bislang nicht in die klassischen Medien geschafft haben. Der Film *Earthlings* zum Beispiel, eine Dokumentation über die Produktion von Fleisch und die Haltung von Nutztieren, die auf schonungslose und deshalb sehr eindrucksvolle Weise zeigt, wie wir mit Tieren umgehen, spielt in der veganen Szene eine große Rolle. Dabei lief er weder im Kino noch im Fernsehen. Aber man kann ihn sich unter http://earthlings.com kostenlos ansehen.

In Deutschland ist die Szene von Berchtesgaden bis Buxtehude vernetzt. Das muss sie auch sein, denn nur in großen Städten hat man die Möglichkeit, sich auch offline mit Gleichgesinnten zu treffen. So erfährt man unabhängig vom Wohnort, was gerade wo los ist und worüber die Szene diskutiert. Vom Pferdefleischskandal habe ich zum Beispiel zuerst im Internet gelesen, lange bevor die anderen Medien das Thema aufgegriffen haben.

Zwar wird seit neuestem auch in den Zeitungen und im Fernsehen vermehrt über Veganismus berichtet, aber das geschieht meist nach dem Motto: »Guck mal, ein Veganer.« Als wären wir seltsame Wesen, die es zu erforschen gilt. Was in den Medien nach wie vor viel zu kurz kommt, sind die Hintergründe der Massentierhaltung, der positive Effekt, den der Veganismus für den Umweltschutz hat, und die medizinischen Vorteile. In der Medienberichterstattung geht es fast immer nur ums Essen. Dass tierische Inhaltsstoffe auch in vielen anderen Produkten enthalten sind, erfährt man dort nicht. Solche Infos findet man nur im Netz. Ohne dass ich das beweisen kann, glaube ich, dass dahinter eine große Interessengemeinschaft steckt, nämlich die Agrarlobby. Werbung in der Art von »Die Milch macht's«, »Fleisch aus deutschen Landen« und »So wertvoll wie ein kleines Steak« kommt ja nicht von ungefähr. Auch die Angst vieler Menschen, man könnte als Veganer einen Mangel an Protein erleiden, wird meines Erachtens bewusst geschürt. Das beginnt schon bei der Mehrwertsteuer: Warum muss ich auf meine Pflanzendrinks auf Soja-, Reis- oder Haferbasis, die nicht »Milch« heißen dürfen, 19 Prozent Mehrwertsteuer zahlen, während Kuhmilch nur mit sieben Prozent besteuert wird?

Laut der Veganen Gesellschaft Deutschland e. V. gibt es 800 000 Veganer (2013) in Deutschland, Tendenz steigend. Trotzdem werden wir in den Medien nach wie vor oft wie Außerirdische behandelt. Das finde ich schade, denn eigentlich sind wir schon ziemlich viele.

Meine vegane Reise, die nun schon mehr als zweieinhalb Jahre andauert, war von Anfang an ein großes Abenteuer für mich. Ich war wahnsinnig neugierig – und bin es heute noch – und habe zunächst alles ausprobiert, was ich auf dem Markt gefunden habe. Lustigerweise hatte

DIE BLOGGING-QUEEN

ich gedacht, wenn ich vegan werde, nehme ich ab. Aber dann habe ich ziemlich schnell entdeckt, dass es auch vegane Schokolade und vegane Kekse, vegane Kuchen, veganen Kaiserschmarrn und vegane Apfelkücherl gibt. Ich glaube, ich habe zu Beginn einfach alles gefuttert, was der Handel hergab, sogar vegane Marshmallows, obwohl ich die in der nicht veganen Version nie besonders lecker fand. Von Verzicht kann also wirklich nicht die Rede sein.

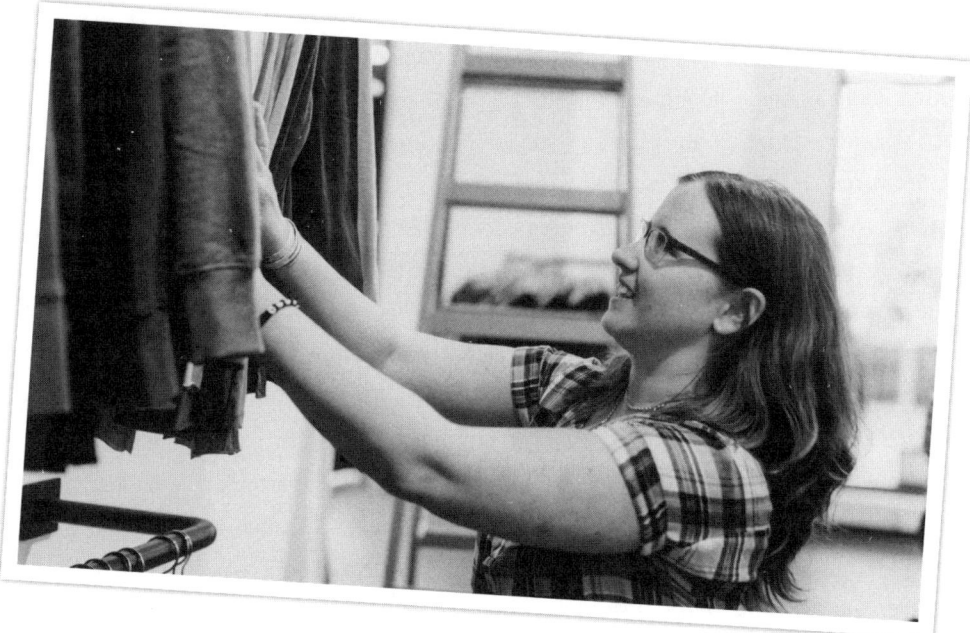

Im November 2012 war ich zum ersten Mal als Veganerin in Berlin und Patrick Bolk, der den Blog »Deutschland is(s)t vegan« betreibt, auf dem ich zusammen mit neun anderen Bloggern regelmäßig schreibe, führte mich durch die Stadt. Wir waren viermal täglich auswärts essen: zum Frühstück, zu Mittag, zu Kaffee und Kuchen und zum Abendessen – jedes Mal in einem anderen Restaurant oder Café. Ich habe wohl in meinem ganzen Leben noch nie so viel gegessen, aber ich habe es sehr genossen. Ich schaue mir einfach gerne an, wie verschiedene Köche und Restaurants veganes Essen interpretieren, und will wissen, wie es wo schmeckt. So erfahre ich auch immer viel Neues, über das ich auf meinem Blog berichten kann. Das Gute ist, dass immer wieder neue Produkte auf den Markt kommen. Denn je mehr Veganer es gibt, desto stärker steigt auch die Nachfrage, und mit wachsender Nachfrage wird das Sortiment an veganen Nahrungsmitteln immer umfangreicher.

Mittlerweile nimmt das Thema Veganismus sehr viel Raum in meinem Leben ein, auch wenn ich das anfangs gar nicht erwartet hätte. Das kam ganz von selbst. Ich bin ein kommunikativer Mensch, und wenn ich die Arbeit von jemand anderem spannend finde, schreibe ich demjenigen eine Mail oder verschicke eine Freundschaftsanfrage auf Facebook. So habe ich mittlerweile eine Menge vegane Köche, Aktivisten und Blogger kennengelernt. Die meisten sind sehr offen und tauschen sich gerne aus.

Auch in den Medien war ich nun schon häufiger. Los ging es mit einem Interview bei einem lokalen Radiosender in München. Die Reporterin hatte einen Selbstversuch gemacht und einen veganen Monat eingelegt, also habe ich ihr geschrieben und meine Hilfe angeboten. Ihre Antwort war: »Mensch, Claudi, komm doch mal ins Studio.« Und dann saß ich da, selbst gerade mal zwei Monate vegan, total nervös und mit roten Wangen. Ich hatte mir sogar einen Spickzettel geschrieben, auf dem die wichtigsten Fakten standen. Zum Glück wurde das Interview nicht live gesendet. Das hat die Sache sehr viel leichter gemacht. Danach kam das Fernsehen auf mich zu. Die Redakteurin hatte zur Vorbereitung auf die Sendung gegoogelt und war auf meinen Blog gestoßen. »Nie wieder Fleisch« hieß der provokative Titel der Doku, in der ich zusammen mit meinem damaligen Freund, der Fleisch aß, gegrillt habe. Außer mir kamen noch ein konventioneller Koch, ein Ernährungswissenschaftler und ein Bioschweinehalter zu Wort. Auch zwei Münchner Lokalzeitungen habe ich angeschrieben und gefragt, ob sie nicht mal eines der tollen veganen Restaurants in der Stadt oder ein veganes Kochrezept vorstellen wollen. Beide Male lautete die Antwort: »Klar! Können wir dich gleich dazu befragen?« Das fand ich toll. Mittlerweile gebe ich Coachings, halte Vorträge und bin viel auf Veranstaltungen wie dem Greentunes Festival in München oder dem Vegan Street Day in Stuttgart unterwegs. Auch für die Tierrechtsorganisation PETA engagiere ich mich in München und betreue dort die Jugendgruppe. Wir sind bei Konzerten und Veranstaltungen mit unserem Infotisch unterwegs und organisieren Tierrechtsveranstaltungen in der Innenstadt. Neulich wurde ich sogar zum ersten Mal in meinem Leben eines Ladens verwiesen. Das war aufregend! So etwas hatte ich noch nie erlebt.

Wir haben uns mit einem Schild mit der Aufschrift »Rest in Peace. Fleisch ist Mord« vor der Fleischtheke in einem Supermarkt aufgestellt und schnell ein Foto gemacht. Es hat nicht lange gedauert, dann wurden wir aufgefordert zu gehen. Danach war ich ganz aus dem Häuschen vor Aufregung. Natürlich lese ich nach wie vor sehr viel über das Thema und recherchiere wei-

Claudis Lieblingsblogs

http://berlinickveganedir.wordpress.com/	Felicia Meyer-Jendro über vegane Optionen in der Berliner Gastroszene
http://www.deutschlandistvegan.de/	Survival-Guide für Veganer
http://www-eat-this.org/	Veganer Rezepte-Blog
http://foodnfotos.blogspot.de/	vegane Rezepte, schön fotografiert
http://het-heksje.blogspot.de/	»Vegan Witch« plaudert aus dem veganen Nähkästchen
http://www.kosmetik-vegan.de/	Infos rund um vegane Kosmetik
http://www.veganblog.de/	Blog von PETA Deutschland
http://www.veganguerilla.de/	Rezepte-Blog von Sarah Kaufmann
http://www.vegan-sein.de/	Rezepte-Blog von Nicole Just
http://vegan-was-sonst.blogspot.de/	Vegane Produkte im Selbsttest
http://veltenbummler.blogspot.de/	Tipps fürs vegane Verreisen

terhin im Internet, lese die Blogs anderer Veganer und gucke Videos auf YouTube. Mittlerweile bin ich eine echte Expertin für Veganismus geworden. Mir geht es einfach darum, Menschen für das Thema zu begeistern und zu zeigen, wie leicht es ist, vegan zu leben. Dabei ist es nicht mein Ziel, alle Menschen zu Veganern zu machen. Ich bin für jeden Schritt, den ein Mensch tut, dankbar. Ich möchte ein veganer Sympathieträger sein, denn so erreicht man Fleischesser viel besser. Deshalb habe ich auch bislang noch keinen Fleisch essenden Freund verloren, aber eine Menge vegane Freunde dazugewonnen. Das ist mir sehr wichtig und macht mich unglaublich froh. Ich fände es sehr traurig, wenn meine Fleisch essenden Freunde sich nicht mehr mit mir treffen wollten, weil man mit mir über gar nichts anderes mehr sprechen kann.

Seit März 2013 ernähre ich mich nicht mehr nur vegan, sondern rohvegan. Nicht zu 100 Prozent, aber zum überwiegenden Teil. Das bedeutet, dass die Lebensmittel, die man zu sich nimmt, nicht über 42 Grad erhitzt werden, sodass alle Enzyme und Vitamine erhalten bleiben. Auch bei diesem Umstieg habe ich mich wieder intensiv vorbereitet und eingelesen und dann eine schrittweise Ernährungsumstellung in vier Wochen durchgeführt. Diese Entscheidung hatte ausnahmsweise gar nichts mit den Rechten der Tiere, die ich schützen will, zu tun. Es ging vielmehr um meine Gesundheit und mein Wohlbefinden. Ich habe einfach gemerkt, dass ich mich viel besser fühle, wenn ich mich rohvegan ernähre. Außerdem verzichte ich auch so gut es geht auf Gluten, das zum Beispiel in Brot und Gebäck enthalten ist, sowie weitgehend auf Zucker. Auch in diesem Bereich gibt es wieder wahnsinnig viel für mich zu entdecken. Ich habe mir einen Mixer gekauft, mit dem ich jetzt täglich grüne Smoothies, rohe Gemüsesuppen, aber auch Aufstriche und Desserts zubereite. Ich arbeite auch viel mit einem sogenannten Spiralisierer. Damit kann man zum Beispiel Spaghetti aus Zucchini oder Karotten herstellen. Hülsenfrüchte wie Kichererbsen, Buchweizen oder Quinoa und Hirse werden nicht mehr gekocht, sondern man lässt sie ankeimen. Ein bisschen vorausplanen muss man bei der rohveganen Ernährung also schon. Auch ein Dörrgerät habe ich mir gekauft. Darin trockne ich »Brot« aus Leinsamen und anderen Kernen oder Gemüsechips. Natürlich habe ich auch diese Umstellung wieder dokumentiert – auf meinem Blog und in einem Buch, das bald erscheinen wird. Langweilig wird mein Abenteuer Veganismus also nie.

Claudia Renner, Jahrgang 1982, lebt in München und bloggt seit Anfang 2011 auf http://claudigoesvegan.blogspot.de/.

DER CHALLENGER

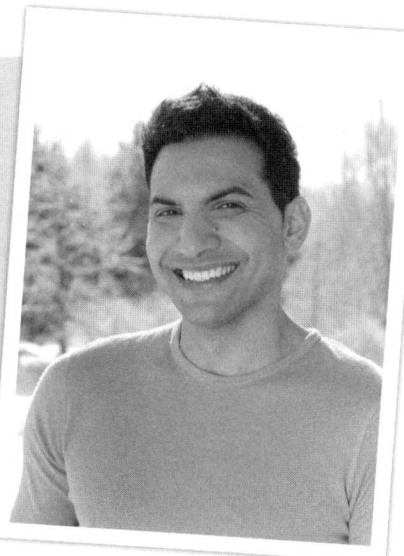

Der vegane Koch und Bestsellerautor Attila Hildmann begreift das Leben als ständige Herausforderung, ähnlich einer Quest im Computerspiel. Sein Ziel ist es, sich ständig zu verbessern – äußerlich wie innerlich. Veganismus ist Teil dieses Plans.

Früher, als ich noch fett war, habe ich immer sehr viel am Computer gespielt. Online-Strategie-Spiele wie Starcraft und all so was. Das fand ich gut. Man hat ein Ziel, aber weiß anfangs nicht, wie man es erreichen soll. Also muss man sich etwas überlegen. Dann strengst du dich an und am Ende hast du alle besiegt. Ich glaube, ich habe immer noch die Psyche eines Zockers. Mit den Computerspielen habe ich zwar längst aufgehört, aber hohe Ziele stecke ich mir immer noch gerne. Am liebsten solche, bei denen alle sagen: Der spinnt.

Dass ich heute Veganer bin, hat sehr viel mit meinem Vater zu tun. Ich war 19 Jahre, als er starb, und sein Tod kam sehr überraschend. Ich war mit meinen Eltern und meinem Bruder im Skiurlaub in der Schweiz. An dem Tag hatte es sehr stark geschneit. Ich bin hochgefahren, aber alle weiteren Lifte waren gesperrt. Also hab ich mich an die Talfahrt gemacht. Unten an der Liftstation habe ich die Skier abgeschnallt und wollte zu meiner Familie gehen. Ich sehe es immer noch vor mir: Ich ging durch eine Art Tunnel auf die Liftstation zu und schon im Tunnel hatte ich ein ganz komisches Gefühl. Als ich um die Ecke bog, sah ich zuerst meine Mutter, die sehr verzweifelt wirkte. Da wusste ich sofort: Es ist irgendetwas passiert. Als Nächstes sah ich meinen Bruder und meinen Vater, wie er dalag. Er hatte einen Herzinfarkt erlitten und war einfach so umgefallen. Mit 62 Jahren! Dieses Erlebnis hat mich sehr geprägt.

Mein Vater hatte immer einen sehr hohen Cholesterinspiegel gehabt und das hat maßgeblich zu seinem Tod beigetragen. Deshalb habe ich nach diesem Schicksalsschlag begonnen, mich mit Ernährung zu beschäftigen. Ich habe über meine eigene Zukunft nachgedacht und mich gefragt: »Willst du, dass dir das auch passiert?« Auch ich hatte damals einen erhöhten Cholesterinspiegel und war übergewichtig. »Willst du auch eines Tages einfach so umfallen?«, dachte ich.

Etwa zur selben Zeit habe ich einen alten Freund wiedergetroffen, den ich noch aus meiner Jugend kannte. Ich bin in Berlin aufgewachsen und die Typen, mit denen ich damals abhing, waren ziemlich rough: Jungs mit breiten Schultern und Bomberjacke, die in der Muckibude abhingen und Scheiße bauten. Als ich Ahmet nach vielen Jahren wiedertraf, hatte er sich verändert. Er war Vegetarier geworden, und als wir im Auto in die Stadt fuhren, um einen Film anzuschauen, hat er mir davon erzählt. Nicht belehrend und von oben herab, sondern als wäre es das Normalste auf der Welt. Wir sprachen über Tierschutz und darüber, wie schwer es uns fallen würde, ein Lebewesen mit den eigenen Händen zu töten. Er fragte mich: »Könntest du für deinen Fleischkonsum einem Rind eigenhändig die Kehle durchschneiden?« Meine ehrliche Antwort war »Nein«. Ich bin keine Mimose, aber das ganze Blut und so? Das würde ich nicht schaffen. Nach dieser Autofahrt fühlte ich mich, als sei ich aus einem langen Winterschlaf erwacht.

Ich muss immer an die Szene aus dem Film *Matrix* denken, als Morpheus Neo die rote und die blaue Pille anbietet: »Wahrscheinlich fühlst du dich wie Alice im Wunderland, als sie in den Kaninchenbau fiel«, sagt Morpheus da zu Neo. »Ich will dir sagen, warum du hier bist. Du bist hier, weil du etwas weißt. Du kannst es nicht erklären, aber du fühlst es. Du hast es dein ganzes Leben gespürt, dass mit der Welt etwas nicht stimmt. Du weißt nicht, was es ist, aber das Gefühl ist da, wie ein Splitter in deinem Kopf, der dich verrückt macht. Nimm die blaue Pille und alles ist vorbei. Du wachst auf und glaubst, was du glauben willst. Nimmst du die rote Pille, bleibst du im Wunderland und ich führe dich in die Tiefen des Kaninchenbaus.« Wie Neo im Film habe ich mich damals für die rote Pille entschieden. Als wir ausstiegen, sagte ich zu Ahmet: »Hey Bro, ich mache das jetzt auch. Ich werde Vegetarier.« Das war im Jahr 2000. Erst am nächsten Morgen, als ich noch mal darüber nachdachte, wurde mir bewusst, was ich da eigentlich gesagt hatte. Kein Brathähnchen mehr, kein Döner, kein McDonald's!

Ich war so aufgewachsen wie die meisten Kinder in Deutschland. Ich habe mich gefreut, wenn meine Mutter Spaghetti bolognese gekocht hat oder Chicken Wings mit Pommes. Wenn meine Klassenkameraden in der Schule ihren Geburtstag bei McDonald's feierten und danach erzählten, wie sie ihre eigenen Burger machen durften und so viel Softeis bekamen, wie sie wollten, war ich neidisch. Später hing ich mit meinen Kumpels nach der Schule bei Burger King ab. Das war für uns leckeres Essen. Wir haben uns nie Gedanken darüber gemacht, ob das gut für uns ist. Es war die Zeit von *Knight Rider* und dem *A-Team*. Alles, was aus Amerika kam, fanden wir cool.

Meine ersten Kocherfahrungen machte ich mit Tütensuppen, Maggi fix für Bolognese und Schlemmerfisch à la Bordelaise. Vegetarier zu sein wäre für mich früher undenkbar gewesen. Eine meiner ersten Freundinnen war Vegetarierin. Ich kann mich noch an eine Situation erinnern, als wir alle zusammen bei Tisch saßen. Wir haben Putenkeule gegessen und sie kam mit einem Möhreneintopf an. Ich dachte nur: »Meine Güte, ey! Zum Glück bin ich kein Vegetarier!« Deshalb ging mir am nächsten Morgen nach dem Gespräch mit Ahmet durch den Kopf: »Alter, jetzt hast du was zugesagt, was du vielleicht gar nicht einhalten kannst.« Aber dann hab ich mich noch mal mit ihm getroffen und wir haben zusammen gekocht. Mit der Zeit habe ich dann gemerkt, dass es gar nicht so schwierig ist, Vegetarier zu sein.

Nach ein paar Wochen war mir das Vegetarier-Dasein nicht mehr genug. Ich hatte nächtelang über Käfig- und Milchkuhhaltung recherchiert. Was ich las, bestärkte mich, einen Schritt weiter zu gehen. Nach einem Bluttest beim Arzt hatte ich außerdem erfahren, dass sich mein Cholesterinspiegel wegen der vielen Milchprodukte, die ich als Vegetarier zu mir genommen hatte, weiter erhöht hatte. Also zögerte ich nicht lange, denn ich wollte nicht so enden wie mein Vater, und strich alle tierischen Produkte von meinem Speiseplan. Das Ergebnis war erstaunlich. Früher war ich ein richtiger Fettklops. Aber durch die vegane Ernährung und den Sport, den ich machte, habe ich im ersten Jahr 20 Kilo und später durch meine Fitnessaktivitäten noch einmal 15 Kilo abgespeckt, insgesamt also 35 Kilo! Auch meine Akne ging weg. Aber das Wichtigste war, mein Cholesterinspiegel war plötzlich normal und ich hatte ein besseres Gewissen gegenüber den Tieren. Ein wirklicher Trost für den Verlust eines geliebten Menschen war das natürlich nicht. Aber heute weiß ich: Für meinen Vater hätte die vegane Ernährung die Rettung sein können!

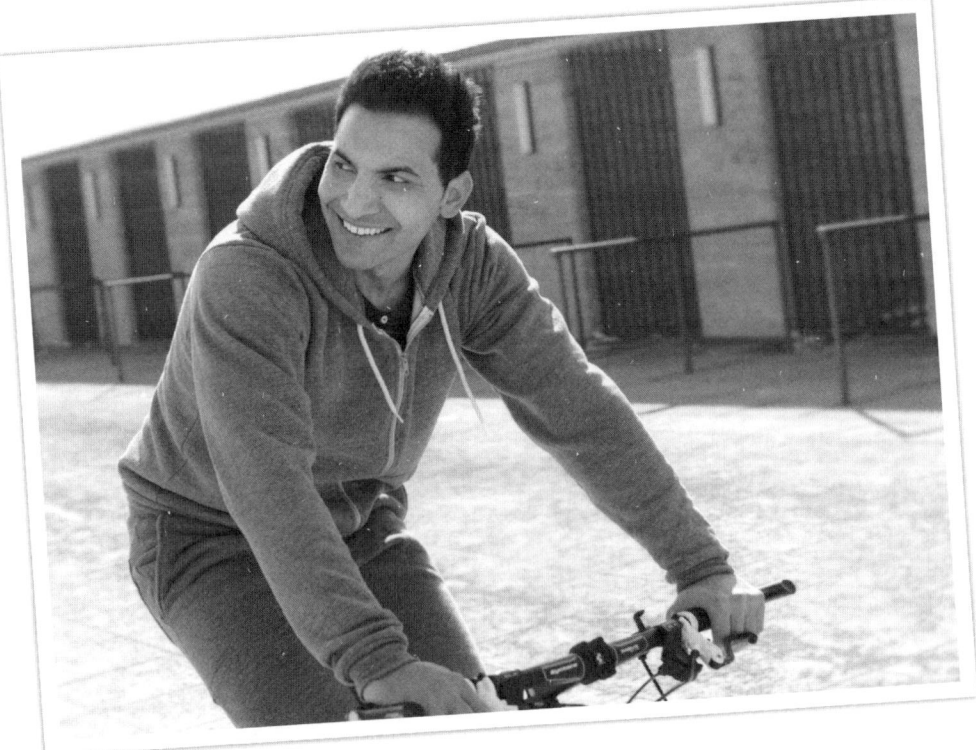

Das Schräge ist: Wir haben uns früher nicht besonders schlecht ernährt. Ganz normal könnte man sagen. Aber was in unserer Gesellschaft als normal gilt, ist de facto ziemlich ungesund. Fast jeden Tag Fleisch zu essen ist normal. Ordentlich Sahne auf dem Kuchen, das ist normal. Sonntags das Frühstücksei … Normal ist auch, dass die meisten Menschen in Deutschland an ernährungsbedingten Krankheiten sterben, so wie mein Vater. Auch die Massentierhaltung ist normal. Dass 50 Millionen männliche Küken im Jahr mit Giftgas getötet oder geschreddert werden, weil sie keine Eier legen, ist normal. Dass täglich eine Milliarde Menschen auf der Welt hungern, während wir uns vollstopfen, das ist normal. Und genauso normal ist es, dass jeden Morgen Menschen aufstehen und ins Labor fahren, um Tiere zu verstümmeln und zu verätzen, damit wir irgendwelche Medikamente und Duschgels besser

DER CHALLENGER

vertragen. Wir machen uns einfach keine Gedanken darüber. Wir leben wie in einer Matrix, einer simulierten Welt. Ständig haben wir so viel im Kopf: die Schule, die Uni, den Job, all den Mist, mit dem uns die Medien zumüllen. Wir haben gar keine Zeit, uns Gedanken darüber zu machen, ob uns das Leben, das wir führen, überhaupt gefällt. Erst wenn man die Matrix verlässt, wird einem bewusst, wie krank das alles ist. Und wenn man einmal draußen ist, kann man nicht mehr zurück.

Viele Menschen sagen, Veganer zu sein sei extrem. Aber eigentlich ist es genau andersherum. Der Herzinfarkt, der meinen Vater das Leben gekostet hat, war bereits sein dritter. Vorher war er schon einmal operiert worden, die Ärzte pfuschten und er lag danach wochenlang im Koma. Ist es nicht viel extremer, dass man aufgrund seiner Ernährung den Brustkorb aufgeschnitten bekommt und einem die Ärzte am offenen Herzen rumfummeln müssen? In der westlichen Kultur denken wir immer, wir seien so fortschrittlich. Ich glaube aber, dass wir in der Zukunft diese Zeit mit dem dunkelsten Mittelalter vergleichen werden. Noch nie in der Geschichte der Menschheit wurden Menschen und Tiere systematisch in diesen Größenordnungen ausgebeutet!

Gekocht habe ich eigentlich schon als kleiner Junge gerne. Ich hing ständig in der Küche ab. Aber früher habe ich das nie als etwas gesehen, was mal meine Leidenschaft sein könnte. Ich wollte immer Pilot oder Astrophysiker werden – auf jeden Fall etwas Bedeutendes, damit mein Vater stolz auf mich ist. Erst als Veganer begann ich in der Küche zu experimentieren. Anfangs habe ich viel imitiert und alles Mögliche nachgekocht, was ich lecker fand – nur eben vegan. Spaghetti mit Tofubolognese oder Carbonara, Döner, Pizza und Burger, vegane Milchschnitte, Raffaello und Snickers. Ich hatte mich in meiner Vergangenheit einmal durch das komplette Convenience-Sortiment gefressen und diesen Geschmack hab ich natürlich nicht vergessen, nachdem ich Veganer geworden bin. Damals gab es auch schon vegetarische und vegane Kochbücher, aber ich hab nur gedacht: Grünkern-Burger? Wie jetzt? Willst du mich verarschen? Ich wollte von Anfang an Gerichte kochen, die genauso lecker sind wie die, die ich vorher mochte.

Immer wenn ich auf Partys Cupcakes, Kuchen oder Salate mitbrachte, waren alle total begeistert und wollten wissen, wie das geht. Also habe ich 2003 angefangen, meine Rezepte online zu stellen. 2008 hatte ich mit »AttilaHildmannTV« meine eigene, selbst produzierte vegane Kochshow auf YouTube. Und 2009 habe ich mein erstes Kochbuch im Eigenverlag herausgebracht. Das Krasse war damals: Ich habe fast alle Verlage angeschrieben, aber zu der Zeit war noch keiner an der Veröffentlichung eines veganen Kochbuchs interessiert.

Ich dachte einfach, Veganismus ist ein faszinierendes und umfassendes Thema! Mit dieser Ernährung kann man sowohl Menschen heilen als auch die Tiere verschonen und noch etwas für die Umwelt tun. Jeder Marketingstudent würde sagen: Das Thema ist eine Goldgrube. Ich recherchierte nächtelang im Internet, wie man Food-Fotos macht, kaufte mir von meinem Ersparten eine Spiegelreflexkamera, Blitze und einen Fototisch und begann, mich mit Printdesign zu beschäftigen. So sind drei Bände entstanden. *Vegan Kochbuch Vol. 3* wurde 2011 vom Vegetarierbund sogar als Kochbuch des Jahres ausgezeichnet; damit hätte ich nie gerechnet. Von da an wurde ich immer wieder als Studiogast in diverse Talk- und Kochshows im Fernsehen eingeladen.

2011 habe ich mir auch mein erstes Fitnessziel gesetzt: Bei der 8-Pack-Challenge wollte ich meinen Körperfettanteil innerhalb von 90 Tagen so weit reduzieren und dabei so hart trainieren, dass die Muskeln meines Oberkörpers am Ende so definiert waren wie die der Sixpack-Models in den Männerzeitschriften – und das als Veganer. Ich bin eben immer noch der Zocker von früher. So wurde ich selbst zu einem Charakter aus einem Computerspiel, setzte mir meine Aufgabe so, als wollte ich das nächste Level erreichen und als gäbe es dafür eine zeitliche Vorgabe, innerhalb derer ich die Quest bewältigen musste.

Ich habe jeden Tag der Challenge per Video-Log auf meinem YouTube-Kanal dokumentiert. Ich wollte das nicht im stillen Kämmerlein machen, denn ich wusste, nur wenn ich öffentlichen Druck aufbaue, bleibe ich dabei. Ich habe mein Leben lang immer wieder Sport gemacht, aber jedes Mal irgendwann aufgehört. So wusste ich einfach, wenn ich es nicht schaffe, dann ist das für die Ewigkeit online dokumentiert. Natürlich ist es auch cool, wenn dir Leute bei deiner Challenge zuschauen und dich anfeuern. Die Anerkennung anderer ist mir wichtig. Aber geht das nicht den meisten Menschen so? Ich glaube, wir haben es alle gerne, wenn uns jemand über den Kopf streicht und sagt: »Haste gut gemacht!« Am Ende habe ich es tatsächlich geschafft. Danach war ich so motiviert, dass ich gleich die nächste Challenge begonnen habe: In 90 Tagen zum Ironman. Auch das habe ich geschafft, aber ich weiß noch, dass ich mit einem Kumpel zum Wettkampf gefahren bin und gesagt habe: »Alter, ich würde das nicht

DER CHALLENGER

machen, wenn es nicht öffentlich wäre.« Und weil ich weiß, dass das für alle Menschen gilt, habe ich das Challenge-Prinzip später in mein Kochbuch *Vegan for Fit* integriert. Richtig erfolgreich wurde ich mit meinem Buch *Vegan for Fun*. Es hat sich bis heute über 100 000 Mal verkauft und hat es sogar mehrmals in die Top 10 aller Bücher des Versandhandels Amazon und in die *Focus*-Bestsellerliste im Bereich Ratgeber geschafft. Alle Rezepte in *Vegan for Fit* gehören zu einem veganen Diätplan, den man 30 Tage lang durchhalten muss – das ist die Challenge. Alles wird völlig ohne Weißmehl und Zucker zubereitet. Pastagerichte gibt es auch in diesem Buch, aber ich stelle die Nudeln aus spiralisierten Zucchini her und für meine Ravioli fülle ich hauchdünne Kohlrabischeiben statt Teig. Die einzelnen Rezepte sind in zwei verschiedene Kategorien eingeteilt – auf der einen Seite Gerichte, die man auch morgens und mittags essen darf, auf der anderen solche, die nur für den Abend vorgesehen sind. Nach 19 Uhr nimmt man aber gar nichts mehr zu sich. *Vegan for Fit* wird durch ein ausgewogenes Sportprogramm abgerundet.

Mittlerweile baue ich keine Gerichte mehr nach, sondern entwickle meine eigenen Rezepte. Es sind die Zutaten, die mich heute inspirieren. Ich gehe zum Biodealer und gucke, welches regionale Gemüse, das ich noch nicht kenne, gerade Saison hat. Dann überlege ich zu Hause, was ich daraus am besten machen kann. Für *Vegan for Fit* habe ich zum Beispiel einen Müsliriegel aus gepopptem Amarant entwickelt, mit Kakaobutter als Verdickungsmittel. Auch mit Hirse, Nussmus und Macha, japanischem grünem Teepulver, habe ich viel experimentiert.

Mein drittes Buch geht nun noch einen Schritt weiter. Darin geht es um das große Feld des Anti-Agings. Ich arbeite mit Wissenschaftlern zusammen. Der Anspruch dieses Buches ist es, die Challenger messbar zu verjüngen. Was sich im ersten Moment total verrückt anhört, können wir mit physikalischen und biochemischen Messverfahren tatsächlich nachweisen. Hier kann ich mein Wissen als Physikstudent endlich nutzen. Ich schreibe sogar meine Diplomarbeit zu diesem Thema.

Ich glaube, das Geheimnis meines Erfolges ist, dass ich eine authentische Geschichte habe, mit der sich die Menschen identifizieren können. Ich war früher selbst ein depressiver Fettklops und habe es geschafft, zu einem positiven Körpergefühl zu gelangen, viele Kilos zu verlieren und ein durch und durch fitter Mensch zu werden, der das Leben positiv sieht. Viele Leute, die das hören, denken: Wenn der das kann, dann schaffe ich es auch. Wichtig ist aber auch, dass ich die Menschen nie von oben herab behandle, sondern ihnen immer auf Augenhöhe begegne. Ich trete nicht auf wie viele andere Veganer, die glauben, sie seien etwas Besseres, sondern versuche immer respektvoll mit meinem Gegenüber umzugehen. Für mich war das alles ein Prozess und ich weiß, wie schwierig der ist. Aber ich sage jedem: »Ich kann dir eine Küche anbieten, die gesund ist und lecker, durch die du schlank wirst, die Tiere keinen Qualen aussetzt und die klimaschonend ist.« Ich glaube, dass im Grunde in jedem Menschen ein schlafender Veganer steckt, den man nur aufwecken muss. Die entscheidende Frage aber ist, wie wecke ich den Menschen auf? Schütte ich ihm einen Eimer voll kaltem Wasser übers Gesicht oder streichle ich ihn wach und sage: »Guck mal, da draußen gibt es so viel Neues für dich zu entdecken«?

Mit den meisten Hardcore-Veganern will ich nichts zu tun haben, einfach deshalb, weil ein Großteil der Menschen in dieser Szene so negativ ist. Anstatt sich zu freuen, dass es mir gelingt, viele Menschen zu erreichen und für eine vegane Ernährung zu begeistern, greifen sie mich wegen lächerlicher Kleinigkeiten an. Auf meinem Rezepte-Blog hatte ich mal einen Apfelkuchen und die Zutaten dazu gepostet. Daraufhin gab es in einem Onlineforum eine Diskussion darüber, dass der Margarine, die ich für den Kuchen verwendet hatte, tierisches Vitamin D zugesetzt ist. Sofort hieß es: Attila Hildmann ist kein Veganer. Als ob mir dieser Titel wichtig wäre! Es ging mir immer um die Sache. Oder die 8-Pack-Challenge: Auf den Fotos, die ich jeden Tag gemacht habe, um meine Fortschritte zu dokumentieren, posiere ich oben ohne in einer Unterhose von Calvin Klein. Danach gab es Boykottaufrufe aus der veganen Szene gegen mich, weil Calvin Klein angeblich seine Kosmetikprodukte an Tieren testet. Das heiße ich natürlich nicht gut, aber man weiß ja auch nicht immer alles. Wieder hieß es: Attila Hildmann ist kein Veganer. Dann schauen sie sich die Bilder in meinem Kochbuch an und entdecken, dass ich auf einem Foto Turnschuhe trage, die Leder enthalten. Sofort heißt es wieder: Attila Hildmann ist kein Veganer. Oder ich sitze im Frühstücksfernsehen bei SAT.1 und erzähle der Moderatorin von einem meiner Rezepte, einem Spargelsalat mit Mandelcreme. Dann sagt die Moderatorin: »Da könnte man auch ein Schnitzel dazu essen.« Und ich antworte: »Ja klar.« Und schon geht auf Facebook der Shitstorm los. Manchmal habe ich das Gefühl, diese Menschen wollen mich absichtlich falsch verstehen. So viel Aggressivität wie nach diesem Auftritt habe ich in meinem ganzen Leben noch nicht erlebt. Dabei will ich einfach nur niemanden missionieren. Jeder soll selbst entscheiden, wie weit er geht. Und jede einzelne vegane Mahlzeit ist ein politisches Statement für sich.

DER CHALLENGER

Ich glaube, dass sich viele Veganer selbst etwas vormachen. Die meisten behaupten, sie seien vegan, weil sie den Tieren nichts zuleide tun wollen. Ich glaube, viele machen das aber in Wahrheit für ihr eigenes Ego. Sie wollen sich moralisch erhaben fühlen, sich dadurch von anderen Menschen abgrenzen und definieren darüber ihre eigene Identität. Und dann kommt einer wie ich daher und sagt: Ich mache Veganismus für den Mainstream kompatibel. Mit meiner 30-Tage-Challenge aus *Vegan for Fit* kann jeder seine Ernährung ganz leicht umstellen und damit auch noch abnehmen und zu einem gesunden und leichteren Lebensstil gelangen. Und plötzlich sind ganze viele Leute von der Idee begeistert. Das Buch verkauft sich 80 000 Mal in vier Monaten. Ganze Städte wie Thannhausen oder Bad Tölz und viele YouTuber machen plötzlich bei der 30-Tage-Challenge mit und dokumentieren ihren Erfolg wie viele andere zuvor mit einem täglichen Video-Log auf YouTube. 15 000 Leute melden sich in meiner »Vegan for Fit«-Facebook-Gruppe an und die ganze Idee wird zu einer richtigen Bewegung. Damit nimmt man den Müsli-Jochen-Veganern, denjenigen also, die sich immer besser als andere fühlen und nur am Rummäkeln sind, ihr Alleinstellungsmerkmal und das schmeckt denen nicht. Am Anfang sind mir die ganzen Anfeindungen sehr nahegegangen, weil ich nicht verstanden habe, was das soll. Ich dachte immer, dass wir alle das gleiche Ziel haben und zusammenarbeiten sollten. Stattdessen wurde ich ständig verbal attackiert. Ich bin der Meinung, dass jedes vegane Essen zählt. Dem Tier ist es egal, warum man es nicht isst. Aber irgendwann habe ich verstanden, worum es den militanten Veganern wirklich geht. An diesem Punkt meiner Karriere habe ich mich geistig von der veganen Szene verabschiedet.

Dabei geht es mir um mehr als nur darum, eine vegane Diät zu verkaufen. Ich hoffe, dass die Menschen, die mithilfe meines Buches 30 Tage lang vegan leben, danach weitermachen und sich dann allmählich auch mit den anderen Themen wie Tierschutz und Umweltschutz beschäftigen. Tatsächlich bleiben die allermeisten Menschen, die es 30 Tage lang schaffen, dabei.

Von Kategorisierungen und Schubladendenken halte ich nichts. Ich glaube daran, dass in allen Menschen etwas Positives steckt und dass man das wecken kann. Denn eigentlich wollen wir doch alle dasselbe: Wir wollen uns gut fühlen, positiv in den Tag starten und nach dem Essen kein schlechtes Gewissen haben. Deshalb sage ich den Menschen: »Wacht auf! Macht was aus eurem Leben! Ihr habt es selbst in der Hand! Sitzt nicht nur vor dem Fernsehen und lasst euch berieseln, sondern steht auf und geht euren eigenen Weg. Glaubt an euch! Denkt nach, was euer Konsum bedeutet und was ihr konsumiert. Euer Leben ist begrenzt, also nutzt die Zeit.« Aber selbst wenn wir das verstanden haben, sind wir alle keine Heiligen. Deshalb erreicht man mit einem Diätbuch, das eine sehr persönliche Verbesserung verspricht, mehr Menschen als mit altruistischen Zielen. Klare Regeln, die man einfach nur befolgen muss. Das ist es, was funktioniert.

Viele Menschen werfen mit vor, ein Selbstdarsteller zu sein, weil ich oft im Fernsehen auftrete. Aber nur so geht es doch. Stefan Raab lädt doch niemanden in seine Show ein, der sagt: »Ich hab da mal so ein Kochbuch gemacht.« Stefan Raab will Gäste in seiner Show haben, die sich nicht so leicht provozieren lassen. Wenn er einen veganen Koch einlädt, beißt er auch gern mal in ein Mettbrötchen. Soll er ruhig seine Jokes machen. Das ist Entertainment. Man muss die Idee gut verkaufen und die Menschen motivieren. Genau das ist mein Ziel. Ich habe meinen eigenen Stil. Ich bin in Berlin aufgewachsen und ich kann mit Akademikern genauso gut wie mit den Kreuzberger Jungs aus dem Fitnessstudio. Ich nenne das »öcool«: Öko und cool, ein bisschen provokant, aber gleichzeitig vegan. Wenn du eine echte Bewegung begründen willst, die viele Menschen in der Gesellschaft anspricht, dann brauchst du einen prominenten Brückenbauer, mit dem sich die Leute identifizieren können. Und genau das will ich sein.

Attila Hildmann, Jahrgang 1981, ist türkischer Abstammung und wurde als Kind von deutschen Eltern adoptiert. Er studiert Physik an der Freien Universität Berlin, ist Buchautor und gilt als der bekannteste Vegan-Koch Deutschlands.

DIE VEGANE REVOLUTION

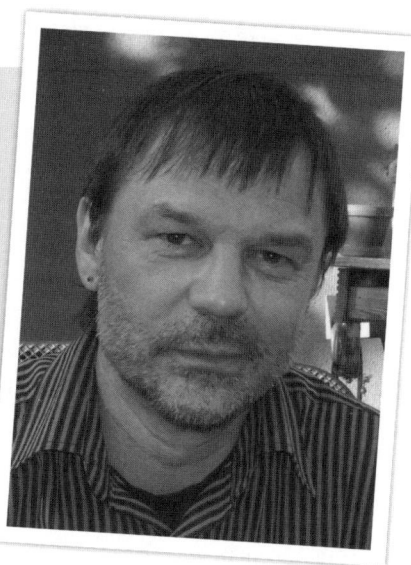

Veganismus ist ein Jugendphänomen, das ohne Internet und Web-2.0-Anwendungen nie so populär geworden wäre, sagt der Sozialwissenschaftler Bernd-Udo Rinas. Seine Prognose: Bald kommt man am Veganismus nicht mehr vorbei.

Es gibt kaum eine gesellschaftspolitische Idee, der es gelungen ist, in so kurzer Zeit den Mainstream zu erobern wie der Veganismus. Dass das so schnell und mit dieser Vehemenz gelungen ist, ist der Postmoderne – der Zeit, in der wir leben – zuzuschreiben. Denn mit der Postmoderne haben wir uns eine neue Kulturtechnik erschlossen, die unsere heutige Kommunikation nachhaltig prägt: das Internet und Web-2.0-Anwendungen, also die Möglichkeit, nicht mehr nur Inhalte einseitig aus dem Internet zu konsumieren, sondern diese über soziale Netzwerke, Blogs, Twitter und YouTube auch selbst mitzugestalten. Einen großen Anteil an dieser Entwicklung haben onlinebasierte Computerspiele, die schon sehr früh die Möglichkeit schufen, sich mit anderen Spielern weltweit zu vernetzen, gemeinsam innerhalb der virtuellen Spielewelt zu agieren und so die Entwicklung in dieser Welt mitzugestalten und zu verändern.

Wenn ich »wir« sage, stimmt das eigentlich nicht, denn es sind im Moment in erster Linie die Jugendlichen, die diese neue Kulturtechnik für sich erschlossen haben, die Generation der sogenannten Digital Natives. Die technische Entwicklung in diesem Bereich ist wahnsinnig schnell vorangeschritten. Man muss sich vergegenwärtigen: Erst mit der kommerziellen Verbreitung der E-Mail Anfang der 1990er und durchgreifend dann seit Mitte der 1990er Jahre mit dem World Wide Web etablierte sich das Internet zunehmend als Standard für die Verbreitung von Informationen jeder Art. Wir sprechen also über einen Zeitraum von gerade mal 20 Jahren. Wer damit nicht aufgewachsen ist, tat und tut sich schwer, mitzuhalten und zu verstehen, wie sich die Kommunikation zwischen jungen Menschen verändert hat.

Damit geht eine bedeutende kulturelle Revolution einher: Über einen sehr langen Zeitraum war Wissen etwas, was in erster Linie von Erwachsenen an Kinder und Jugendliche weitergegeben wurde. In Bezug auf neue Techniken ist es heute aber genau andersherum: Schüler bringen Lehrern bei, wie man mit dem Computer umgeht und wie man sich in sozialen Netzwerken bewegt oder wie man bestimmte technische Geräte nutzt. Die Richtung der Wissensweitergabe hat sich in diesem Punkt um 180 Grad gedreht.

Wichtig ist aber auch, dass sich schon Kinder Weltwissen aneignen können, indem sie im Internet mit allen nur denkbaren Inhalten konfrontiert werden und auch danach suchen können. So treffen Kinder beim Wegklicken eine eigenständige Entscheidung darüber, was sie wissen wollen, weil es sie interessiert, und was sie nicht wissen wollen, weil es sie nicht interessiert. Insofern haben sie heute einen sehr viel größeren Entscheidungsspielraum, als das früher der Fall war. Bevor es das Internet gab, waren es die Lehrer in der Schule, die Eltern oder die Medien wie Radio und Fernsehen, die darüber entschieden, welche Informationen vermittelt werden und welche nicht. Heute kommt zu diesen Anbietern das Internet mit seiner unendlichen Fülle an Informationen zu allen Themen hinzu, die rund um die Uhr abrufbar sind.

Das Konzept des Veganismus gibt es nun schon eine ganze Weile. Die britische Vegan Society erfand den Begriff »vegan« bereits 1944. In den 1970er und 1980er Jahren fand vor allem in der Straight-Edge-Szene, aber auch in der linksautonomen Szene eine Auseinandersetzung mit dem Konzept des Veganismus statt. Die Idee hat entscheidend dazu beigetragen, dass der sogenannte Triple-Oppression-Ansatz weiterentwickelt wurde. Dieser Ansatz geht von drei verschiedenen Ursachen von Unterdrückung aus: der Unterdrückung aufgrund der »Rasse«, der Klasse und des Geschlechts. Mit dem Veganismus kam noch eine vierte Ursache hinzu, die Unterdrückung aufgrund der Spezies. Als ich Ende der 1980er Jahre in einem Jugendclub arbeitete, wurde ich das erste Mal mit dem Veganismus konfrontiert. Jugendliche Musiker, die der Straight-Edge-Szene angehörten, stellten auf Konzerten ihren Lebensentwurf vor: keine Unterdrückung, keine Drogen, kein ausufernder Sex, keine berauschenden Substanzen wie Koffein – und oftmals auch keine tierischen Produkte.

Als ich dann mein Studium aufnahm und mein politisches Engagement verstärkte, habe ich das Thema Veganismus in der linksradikalen, autonomen und antifaschistischen Bewegung wieder angetroffen. Dort haben wir uns intensiv mit den verschiedenen Unterdrückungsverhältnissen, die unsere Welt prägen, auseinandergesetzt. In der Szene wurde damals diskutiert, ob es eine Hierarchisierung von Unterdrückung gibt, ob also eine bestimmte Art von Unterdrückung womöglich gravierender und damit wichtiger ist als die andere.

Dass Unterdrückung aufgrund eines Rassenkonzeptes nicht tolerierbar ist, darauf konnten sich damals in der Szene alle einigen. Auch die ungleichen Machtverhältnisse zwischen den Klassen galt es zu bekämpfen. Viel schwieriger war es aber zum Beispiel, die Unterdrückungsverhältnisse, die zwischen den Geschlechtern bestehen, anzuprangern. Denn das bedeutete, dass wir uns mit den eigenen erlernten Rollenbildern auseinandersetzen mussten. Das fiel vielen Menschen in der linken Szene zu Beginn nicht leicht.

In der Antifa-Szene der 1990er und 2000er Jahre war dann die Ausrichtung klar: Es gibt keine »Hauptunterdrückung« – jegliches Unterdrückungsverhältnis ist zu unterlassen, also auch die Unterdrückung der Tiere durch den Menschen. Trotzdem gab es die ganz praktische Frage, ob man in den Voküs vegan kochen sollte oder nicht. Der Begriff »Vokü« ist die Abkürzung von »Volxküche«. Gemeint ist damit eine Art Gruppenkochen an selbstverwalteten Orten oder in besetzten Häusern, meist in der linksalternativen Szene. Alle kochen gemeinsam und geben das Essen zum Selbstkostenpreis oder sogar noch darunter aus. Dort gab es die konkrete Auseinandersetzung zwischen der Currywurstfraktion und den Veganern. Es wurde zum Teil heftig debattiert. Dieser Konflikt ist heute zum größten Teil beigelegt. Die allermeisten Voküs bieten heute vegetarische, meist sogar vegane Speisen an.

Im Laufe der Zeit hat sich so auch innerhalb der linken Szene die Sicht auf die Gesamtheit der Unterdrückungsverhältnisse erweitert. In den Diskussionen geht es nicht mehr nur um ungleiche Machtverhältnisse aufgrund des Geschlechts, der Klasse, des Alters oder der Behinderung, sondern auch aufgrund der Spezies, nämlich die Unterdrückung der Spezies Tier durch die Spezies Mensch. Bis vor wenigen Jahren war die vegane Szene aber immer sehr klein und führte ein marginalisiertes, subkulturelles Dasein am Rande der Gesellschaft. Erst jetzt, da sich in erster Linie jugendliche, gesellschaftspolitisch motivierte Veganer über das Internet, soziale Netzwerke und andere Anwendungen informieren, vernetzen und organisieren, hat das Thema einen immensen Schub erfahren. Attila Hildmann nutzt das Challenge-Prinzip ganz gezielt, indem er die Leser seines Buches auffordert, 90 Tage lang in einem Videotagebuch zu dokumentieren, wie es ihnen mit der Ernährungsumstellung geht, und diese Clips bei YouTube hochzuladen.

Was bis vor wenigen Jahren undenkbar erschien, ist nun geschehen. Der Veganismus ist im Mainstream angelangt und zu einem gesellschaftsfähigen Konzept geworden. Es ist heute nicht mehr verpönt, darüber nachzudenken. So kann die Grünen-Politikerin Renate Künast Anfang August 2013 fordern, dass man mindestens einen »Veggietag« in den Kantinen von Unternehmen und Mensen aller Hochschulen anbieten sollte, also ausschließlich veganes oder vegetarisches Essen an einem Tag der Woche. Auch wenn ihr dieser Vorschlag im Wahlkampf vonseiten der FDP viel Kritik einbrachte, zeigt er doch: Er ist nicht mehr so abwegig, dass man ihn nicht anbringen könnte. In vielen Jugendherbergen Deutschlands gibt es so einen vegetarischen Tag schon längst.

Man kann sagen, dass der Veganismus in seiner onlinebasierten Form eine Jugendbewegung ist, ohne die das Thema heute in der Gesellschaft nicht denselben Stellenwert besäße. Der Soziologe Klaus Hurrelmann hat recht, wenn er sagt, dass Jugendliche als Seismografen der Gesellschaft bezeichnet werden können. Durch ihre Beschäftigung mit dem Veganismus weisen sie auf dieses Thema hin, das in einigen Jahren mit Sicherheit noch viel größer sein wird als heute.

Noch einen Vorteil bietet das Internet. Jeder kann unabhängig von seinem Wohnort der Szene angehören. Die physische Teilnahme an Treffen wie früher in der Anti-AKW- oder Friedensbewegung ist dazu nicht mehr nötig. So entstand eine Vernetzung und Akkumulation und Verbreitung von Wissen, die vorher so nicht möglich war und die auch die Struktur der sozialen Bewegung verändert hat. Die onlinebasierte Form einer Jugendbewegung ist auch deshalb so spannend, weil in ihr eine wesentlich größere, ja stärkere Nachhaltigkeit entsteht als in anderen Jugendbewegungen. Vegan lebende Jugendliche, die auf dem Land aufwachsen und über das Internet in Foren Mitglied in veganen Gruppen sind, sich dort Wissen aneignen und nach Antworten auf Fragen suchen, die in ihrer unmittelbaren Umgebung niemand beantworten kann, haben zu diesem Thema mit Sicherheit einen viel intensiveren Bezug als nicht onlineorientierte Menschen. In der Soziologie spricht man hier von einer nachhaltigen Identitätsbildung.

Das trägt aus meiner Sicht auch dazu bei, dass der Veganismus keine Zeitgeisterscheinung sein wird, sondern die Vorwegnahme einer zukünftig weit verbreiteten Lebensweise. Man kann auch sagen, dass sich die vegane Szene mithilfe des Internets, zu dem Jugendliche einen weitaus natürlicheren Zugang haben, von der Erwachsenenwelt entkoppelt im virtuellen Raum entwickelt, also ohne störende oder korrigierende Einflüsse der Erwachsenenkultur, ohne Tradition, ohne den Rückgriff auf schon Vorhandenes und auch völlig unabhängig von den klassischen Massenmedien.

Natürlich ist das eine Entwicklung, die nicht nur den Veganismus betrifft. Ganz viele Bewegungen funktionieren so. Die Occupy-Bewegung zum Beispiel folgt ganz ähnlichen Prinzipien, aber auch radikal-islamische Bewegungen oder die rechte Szene, die sich ebenfalls virtuell vernetzt, das Web 2.0 als eine Möglichkeit ihrer Mobilisierung nutzt und ihre Informationen online verbreitet und in unabhängigen Gruppen dezentral agitiert.

Abgesehen von seiner Verbreitung ist der Veganismus aber noch aus einem anderen Grund ein klassisch postmodernes Phänomen. In dem Moment, in dem man die Idee der Solidarität, ein ganz klassischer Begriff der Arbeiterbewegung, nicht mehr nur auf den Menschen, sondern auch auf andere Lebewesen – also die Tiere – bezieht, verändert sich unsere Sicht auf die Welt entscheidend. Wir bewegen uns fort von einem anthropozentrischen Weltbild, also einem Weltbild, das in seiner Blickrichtung in erster Linie auf den Menschen ausgerichtet ist, hin zu einem Weltbild, das alle Lebewesen gleichberechtigt einschließt. Nicht mehr nur der Mensch kann Leid empfinden und soll davor bewahrt werden, sondern auch die Tiere. Damit wird der alte Begriff der Solidarität neu gefüllt, in seiner Bedeutung erweitert und in seiner Wirksamkeit erhöht. Das ist ein großer Wandel!

In dieser Entwicklung kann man durchaus eine Parallele zur Aufklärung erkennen. Vor der Aufklärung war eine theozentrische Weltsicht vorherrschend. Sprich: Gott und der Klerus standen im Mittelpunkt. Bücher gab es nur handschriftlich, lesen konnte nur der Klerus und das Volk musste zuhören und gehorchen. Die Aufklärung hat einen Schlussstrich unter diese Epoche gezogen. Es setzte sich die Überzeugung durch, dass der Mensch Gott und die Religion nicht braucht, weil er selbst in der Lage ist zu denken. So entwickelte sich neben vielen anderen Wissenschaften und Lebensbereichen der Buchdruck und Menschen lernten lesen. Mit dem eigenständigen Lesen wurde der Mensch zu einem selbständig denkenden Menschen. All das fasste der Philosoph René Descartes in dem viel zitierten Satz »Cogito, ergo sum«, zu Deutsch »Ich denke, also bin ich«, zusammen. In der Moderne, die aus der Aufklärung hervorging, stand dann der Mensch im Zentrum unseres Weltbildes.

Und nun stellt der Veganismus diesen Grundsatz der Moderne in Frage und kann somit als postmodern bezeichnet werden. Natürlich ist der Veganismus nicht das einzige Konzept, das moderne Überzeugungen zu Fall bringt. Das Gleiche gilt zum Beispiel für die Genderforschung, die unter anderem das Konzept der Zweigeschlechtlichkeit, also die strikte Einteilung in männlich und weiblich, hinterfragt und auch transsexuelle Lebensweisen miteinbezieht. Die Zweigeschlechtlichkeit wird in diesem Zusammenhang als reines Konstrukt bezeichnet, mit dem auch heute noch Herrschaftsverhältnisse gefestigt werden können, die es zu dekonstruieren gilt.

Ich bin der Überzeugung, dass der Veganismus seinen Stellenwert in der Gesellschaft in Zukunft noch weiter festigen wird. Eines Tages wird es uncool sein, Fleisch zu essen. Ebenso wie es heute immer uncooler wird zu rauchen. Natürlich rauchen immer noch eine Menge Menschen, aber heute weiß jeder, dass es ungesund ist. Die Parallelen sind frappierend. Auch hinter unserem Fleischkonsum steckt eine starke Industrie, die Lebensmittelindustrie, mit der entsprechenden Lobby, die eine Marktmacht hat, wie sie die Tabakindustrie lange besaß. Ebenso wie beim Rauchen, von dem ja in den 1970er Jahren auch nur wenige wahrhaben wollten, dass es gesundheitsschädlich sein kann, wird sich auch beim Konsum von Fleisch das Wissen durchsetzen, dass die gesundheitlichen Folgen verheerend sein können. Verstärkend kommt die schlechte Klimabilanz hinzu, die der Fleischkonsum hat, ebenso wie die Tatsache, dass das Welthungerproblem durch die Mechanismen der westlichen Fleischindustrien immens verschärft wird. Auch wird immer mehr Menschen bewusst, dass man als Fleischesser das Leid anderer Lebewesen billigend und nur zur Befriedigung des eigenen Genusses in Kauf nimmt. All diese Umstände werden in absehbarer Zeit immer weiter an gesellschaftlicher Akzeptanz verlieren. Vielleicht wird mal auf der Vorderseite der Fleischverpackung stehen: »Achtung, Fleischkonsum zerstört die lebensnotwendige Ozonschicht.« Und auf der Rückseite steht: »Achtung, Fleischkonsum führt zu Arterienverkalkung!« Am Veganismus kommt man also bald nicht mehr vorbei.

Bernd-Udo Rinas, Jahrgang 1961, ist Dipl.-Sozialarbeiter, Sozialpädagoge und Politikwissenschaftler M. A. Seine Dissertation verfasste er zum Thema »Veganismus. Ein postmoderner Anarchismus bei Jugendlichen?«. Er ist Lehrbeauftragter im Fachbereich Soziale Arbeit an der FH Potsdam und arbeitet hauptberuflich im Landesjugendamt Brandenburg.

DER UNTERNEHMER

Jan Bredack betreibt die vegane Supermarktkette Veganz. Seine Produkte bezieht er aus der ganzen Welt. Er will zeigen: Auch als Veganer kann man ganz normal einkaufen.

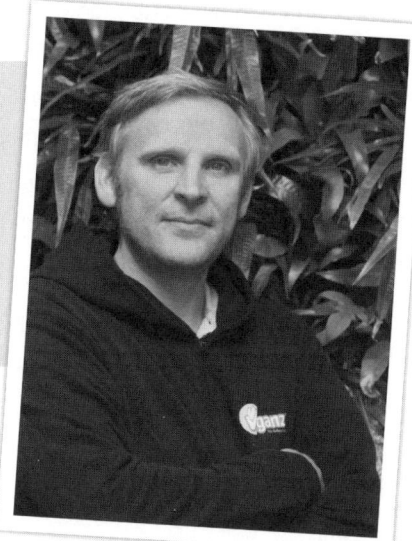

In meinem Fall kann man sagen, dass ich ein altes und ein neues Leben habe. Mein altes Leben dauerte 35 Jahre. Mein neues Leben hat erst 2008 begonnen. In meinem alten Leben war ich leitender Angestellter bei Mercedes Benz. Ich stamme aus Salzwedel und habe in Berlin nach dem Abitur noch zu DDR-Zeiten Kfz-Mechaniker gelernt. Dann habe ich meinen Meister gemacht und Betriebswirtschaft studiert. Da war ich schon als Werkstudent bei Mercedes. In Sankt Gallen in der Schweiz habe ich noch einen MBA in Marketing erlangt – auch in dieser Zeit war ich bei Mercedes beschäftigt.

Ich habe in der Firma schnell Karriere gemacht. Erst lebte ich bei Stuttgart, nahe dem Mercedes-Werk, und dann war ich 12 Jahre in der Zentrale des deutschen Vertriebs in Berlin angestellt. Ich wurde Führungskraft, dann leitende Führungskraft. Zuerst habe ich den Kundendienst in Deutschland geleitet und war dann verantwortlich für den gesamten deutschen Vertrieb im Servicebereich. In dieser Position hatte ich 100 direkte Mitarbeiter unter mir. Schließlich, aber das markierte schon das Ende meines ersten und den Beginn meines zweiten Lebens, bin ich nach Russland gegangen und habe dort ein Mercedes-Werk und später den russischen Vertrieb aufgebaut.

Für mich gab es früher nur Daimler, Daimler, Daimler – 20 Jahre lang. Ich war verheiratet, hatte Familie, aber statt mich um meine Kinder und meine Frau zu kümmern, war ich auf meine Arbeit und mein Triathlontraining fokussiert. Das war damals ganz normal für mich. Jeder in der Familie hatte sich mit der Situation arrangiert. Ich war es gewohnt, Erfolg zu haben. Solange das klappt, schöpft man daraus ja auch eine Menge Energie. Aber dann musste ich in der Firma plötzlich einige Misserfolge einstecken. Das war eine völlig neue Situation für mich. Auf einmal hatte ich niemanden mehr, mit dem ich dieses Gefühl des Versagens hätte teilen können. Zuvor hatte ich all meine Motivation und meinen Halt stets aus meinem Job gezogen. Als ich dann auf Widerstände stieß, konnte ich mich dort niemandem mehr öffnen. Zunächst versuchte ich, mein Scheitern durch noch mehr Arbeit zu kompensieren. Aber obwohl ich sehr viel investierte, brachte ich immer weniger zustande. Ich bin plötzlich in ein Loch gefallen. Im Nachhinein weiß ich, dass es die Symptome eines Burn-outs waren. Selbst merkt man das erst nicht, doch die Psychologen, die ein Seminar zur Teamentwicklung mit meinen Führungskräften begleiteten, zogen mich aus dem Verkehr.

Danach war ich eine Weile in Behandlung und in dieser Zeit ist mir einiges klar geworden. Da habe ich gemerkt, dass ich mich in all den Jahren komplett von meiner Familie abgekoppelt hatte. Erst aus der Distanz habe ich gesehen, mit welcher Verbissenheit ich auf Ziele hingearbeitet hatte, die im Grunde imaginär waren. Mir wurde bewusst, dass es mir in all den Jahren nur um Macht gegangen war – um geliehene Macht. Ich hatte mich an meinen Status gewöhnt und an all die Insignien, die dazugehörten: die Sekretärin, den Assistenten, das Auto. Wenn einem das plötzlich genommen wird, ist man nur noch der Mensch, der man ist. Und wenn sich dann keiner mehr für einen interessiert, weil man sich vorher auch nie um die anderen gekümmert hat, ist das eine harte Erkenntnis. Da beginnt man über das Leben nachzudenken. Heute muss ich sagen, ich bin sehr froh, dass alles so kam, auch wenn darüber meine erste Ehe in die Brüche ging. Aber mit dieser Erfahrung hat sich mein ganzes Leben verändert.

Nach dem Burn-out habe ich in Berlin alle Zelte abgebrochen und bin für Mercedes nach Russland gegangen. Das war ein Abenteuer und eine tolle Chance für mich, noch mal etwas ganz anderes kennenzulernen. Damit begann mein zweites Leben. Ich verliebte mich dort in eine Frau, die damals bereits seit 13 Jahren Vegetarierin war. Das war für mich erst mal total unverständlich. Ich habe mir zum allerersten Mal in meinem Leben die Frage gestellt: »Warum isst jemand vegetarisch?« Ich hatte darüber schlicht noch nie nachgedacht. Das Einzige, worauf ich zuvor in meiner Ernährung geachtet hatte, war, viel Eiweiß zu mir zu nehmen, besonders nach dem Sport. Nach meinem Triathlontraining habe ich das Hühnchen- und Putenfleisch immer fast roh gegessen, nur ganz kurz gekocht und ohne Beilage. Darüber hinaus habe ich mich völlig unbewusst ernährt: Fleisch, Wurst, das war mir egal. Ich habe einfach keinen Gedanken daran verschwendet.

Als mir meine neue Freundin erklärte, warum sie Vegetarierin ist, hat es keine vier Stunden gedauert und ich war auch Vegetarier. Plötzlich dachte ich: »Ja logisch, für mein Essen werden Tiere geschlachtet. Das möchte ich eigentlich gar nicht.« Ich dachte zum ersten Mal darüber nach, wie viel Gewalt ausgeübt wird, damit wir essen können, was wir essen. In einer so hoch entwickelten und zivilisierten Industriegesellschaft wie der unseren ist das doch gar nicht nötig. Nach diesem Gespräch begann ich, weiter zu recherchieren, habe mich informiert, mir Filme angeguckt und festgestellt: Auch für die Produktion von Milchprodukten und Eiern werden Tiere getötet. Je tiefer man in die Materie einsteigt, umso größer wird die Schweinerei, die man entdeckt. Die männlichen Küken werden vergast, weil sie keine Eier legen, und die Milchkühe werden, wenn sie nicht mehr genügend Milch geben, nach wenigen Jahren geschlachtet. Auch das wollte ich nicht. Also beschloss ich, ganz konsequent zu sein, und wurde vegan. Meine Freundin schloss sich mir an.

Schon nach kurzer Zeit habe ich gemerkt, wie wohl ich mich damit fühlte. Ein saugutes Körpergefühl stellte sich ein: Gesundheit, Wohlbefinden, Energie, keine Krankheiten mehr. Irgendwie war plötzlich alles im Flow. Und als wir in der Zeit in Russland auch noch rohköstlich lebten, habe ich nur noch drei Stunden pro Nacht geschlafen und mich gefühlt wie ein Gott.

Die Idee, einen veganen Supermarkt aufzumachen, stammt ebenfalls aus dieser Zeit. Kurz nach unserer Entscheidung, vegan zu leben, liefen meine Freundin und ich gemeinsam durch einen normalen Supermarkt und kauften wie immer vegetarisch ein. Dann haben wir alles wieder aus dem Wagen genommen, was nicht vegan war, und mussten feststellen, dass kaum noch was drin war. Das war so eine Art Schlüsselerlebnis, weil wir uns natürlich dachten: »O.k., als Veganer kann man fast nichts mehr essen und das ist keine gute Aussicht.« Damit war der Keim für Veganz gesät. Wenn man erreichen will, dass sich viele

Menschen dazu entschließen, vegan zu leben, muss man ihnen die Möglichkeit geben, weiterhin so einkaufen zu gehen, wie sie das vorher getan haben. Findet man hingegen nur mit Mühe Lebensmittel, ist das nicht sehr reizvoll.

Von Anfang an stand fest, dass ich den Supermarkt in Deutschland eröffnen wollte, in der Gesellschaft, der ich entstamme. Denn dort galten Veganer als die letzten Spinner. In der gesellschaftlichen Wahrnehmung waren das komische Punks, die sich blutverschmiert vors Brandenburger Tor legen. Das hatte ich selbst schon gesehen. Worauf sie aufmerksam machen wollen, habe ich damals nicht kapiert. Ich dachte nur: »Ab zum Arzt und dann geht's wieder.« Aber nun, da

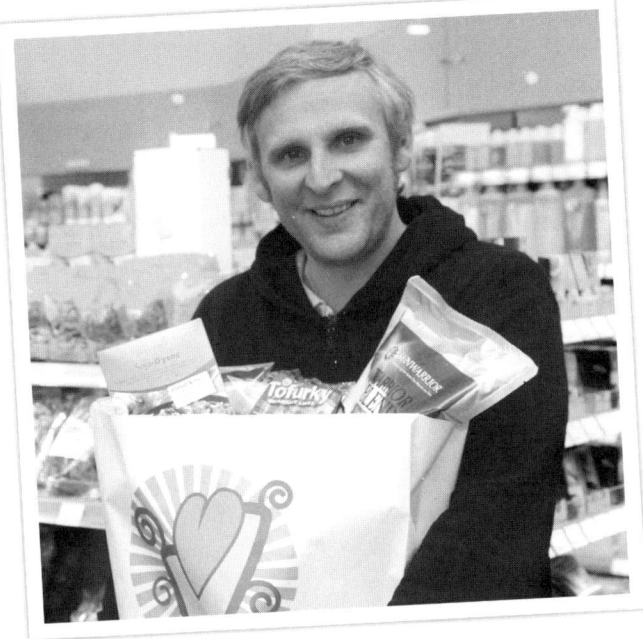

ich selbst diese Metamorphose vollzogen und gemerkt hatte, dass es gar nicht schlimm war, ließ mich der Gedanke nicht mehr los, dass man den Menschen den Wandlungsprozess irgendwie leichter und schmackhafter machen muss. Je mehr ich darüber nachgedacht habe, umso weniger konnte ich mich mit Daimler, meinem Arbeitgeber in Russland, noch identifizieren. Ich fühlte mich immer fremder im Betrieb und habe mich abgekapselt. Ich bin anders geworden als meine Kollegen und Mitarbeiter und fühlte mich auch so. Natürlich kann man so noch eine Weile seinen Mann stehen, aber es macht einfach keinen Spaß mehr. Also bat ich um die Auflösung meines Vertrags. Da ich in einer sehr hohen Position im Unternehmen beschäftigt war, ging das leider nicht so schnell. Aufgehört habe ich erst im November 2011. Da hatte der erste Laden in Berlin bereits eröffnet. Im Nachhinein war es aber gut, dass es so gelaufen ist.

Der erste Schritt war die Suche nach veganen Lebensmitteln. Mein Anspruch war von Anfang an, einen Vollsortimenter zu eröffnen, also einen veganen Supermarkt, mit dessen Produktangebot man seinen kompletten Lebensunterhalt rein pflanzlich bestreiten kann. Ich wollte nicht nur Lebensmittel verkaufen, sondern auch Kosmetik und Hygieneartikel sowie Putzmittel und Tierfutter. Um das zu schaffen, mussten wir wirklich lange suchen, denn damals gab es in diesem Bereich noch nicht viel. Weil ich beruflich nach wie vor ein Global Player war, bin ich viel gereist und konnte mich so auch über die Grenzen Deutschlands hinaus umsehen, was es an veganen Nahrungsmitteln und Gütern auf dem Markt gab. Zusätzlich habe ich in Berlin drei junge Veganerinnen angestellt, die mir von dort aus bei der Recherche halfen. Gemeinsam sind wir auf Messen gefahren und nach Amerika geflogen, um uns mit verschiedenen Produzenten zu treffen. So haben wir eine Datenbank mit veganen Produkten erstellt. Schon nach kurzer Zeit hatten wir über tausend Artikel aufgelistet.

Anders als bei anderen Supermärkten – ob konventionell oder bio – gibt es auf dem veganen Markt keine Großhändler, also niemanden, der ein Sortiment hat, aus dem man für seinen Laden bestellen kann. Das mussten wir alles erst selbst aufbauen, was aber zugleich den Vorteil hatte, dass wir nun jeden Produzenten persönlich kennen. Unser Claim lautet »Wir lieben Leben«, und genau das war von Anfang an mein Anspruch. Wir wollen Handel betreiben, der auf gegenseitigem Respekt und auf Fairness beruht. Wir bezahlen gut für unsere Produkte und interessieren uns für die Produktionsbedingungen dieser Unternehmen und ihrer Zulieferbetriebe. Dabei ist ein Fair-Trade-Siegel nicht ausschlaggebend, denn das ist so teuer, dass kleine Betriebe es sich meist nicht leisten können. Wichtiger ist mir, dass ich die Firma kenne und weiß, die sind sauber. Zu unserem Konzept gehört also, dass wir fairen Handel betreiben mit fairen Artikeln, die aus fairen Zutaten hergestellt sind. Wenn möglich, sollen diese Zutaten auch ökologisch nachhaltig angebaut sein. Es gehört aber auch dazu, dass wir unsere Mitarbeiter hier in Deutschland fair behandeln, gut bezahlen, offen kommunizieren, Einblicke gewähren und sie am Gewinn beteiligen.

Als Unternehmer in der veganen Branche wird mir immer wieder vorgeworfen, es ginge mir nur um den Profit, aber das stimmt nicht. Wenn ich Geld hätte verdienen wollen, wäre ich bei Daimler geblieben. Natürlich muss ich auch leben. Ich habe drei Kinder aus erster Ehe und zwei aus meiner jetzigen Beziehung. Nach all dem, was ich in den letzten Jahren gelernt habe, habe ich mich aber ganz sicher nicht mehr dem Geldverdienen verschrieben. Dafür sind mir andere Dinge viel zu wichtig geworden. Trotzdem ist mir klar, dass ein einzelner Supermarkt sich auf Dauer nicht lohnt. Wir brauchen mindestens fünf Filialen, um wirtschaftlich sein zu können.

Wir arbeiten sehr viel mit jungen, innovativen Firmen oder Bauern zusammen, denn jeder hat eine andere gute Idee. Da gibt es zum Beispiel eine junge Unternehmerin aus Australien, die in England Joghurt aus reinem, biologisch angebautem Kokosfett herstellt. Da ist nichts weiter drin außer Kokosfett und ein bisschen Fruchtmark. Köstlich! Oder Daiya Cheese. Das ist eine junge Firma aus Kanada, die aus pflanzlichem Protein Käse herstellt. Wenn man den auf die Pizza gibt, schmeckt er genauso wie Käse und zieht Fäden. Phänomenal! Generell kann man sagen, dass wir bei Veganz einen Schwerpunkt auf Milchprodukte legen. Auf Fleisch und Fisch zu verzichten ist für die meisten Veganer gar kein Problem. Schwer haben sie es dagegen mit dem Verzicht auf Milchprodukte. Deshalb führen wir inzwischen über 80 verschiedene Käsesorten in unserem Sortiment: Käse aus Erbsenprotein zum Beispiel, aus Nüssen, auf Olivenölbasis oder aus Kartoffelstärke.

Ein weiteres Beispiel für innovative vegane Lebensmittel ist »Tofurky« aus den USA. Die Produzenten haben das amerikanische Thanksgiving-Fest zum Anlass genommen und produzieren Sojafleisch als Truthahnersatz. Die stellen sogar einen richtigen Thanksgiving-Braten her. Diese Bratenrolle aus Soja ist anderthalb Kilo schwer, sodass sechs Personen davon essen können. Geliefert wird sie inklusive Füllung und Soße. Genau wie einen Braten aus Fleisch muss man auch den Tofurky zwei Stunden lang im Ofen schmoren und regelmäßig mit Wasser übergießen. Zu Festtagen ist das bei uns im Laden der Renner. Auch extrem cremiges und leckeres veganes Eis gibt es im Ausland. Mittlerweile führen wir ungefähr 6000 Produkte im Sortiment, die wir von 260 Lieferanten aus über 30 Ländern beziehen. Nun kann man einwenden, dass wir viele Lebensmittel von sehr weit her holen, wodurch die Transportwege recht lang sind. Das stimmt natürlich. Aber wenn man sich vegan ernährt, ist der ökologische Fußabdruck, den man hinterlässt, ohnehin weitaus kleiner als der von Fleischessern. Im Vergleich zu einem Einkauf in einem konventionellen Supermarkt, in dem auch viele Produkte sehr weite Transportwege zurücklegen müssen, ist ein Einkauf bei uns immer noch um einiges nachhaltiger. Und dort, wo es geht, in erster Linie bei Obst und Gemüse und bei den frischen Backwaren, arbeiten wir mit regionalen Produzenten zusammen, um lange Transportwege zu vermeiden. Mit unserem großen, weltweiten Sortiment möchte ich auch die Nachfrage nach solchen Produkten in Deutschland anregen – in der Hoffnung, dass die hiesige Industrie den Trend erkennt. Wenn die Menschen sehen, was möglich ist, fragen Sie vegane Ersatzprodukte, die es weltweit in vielfacher Ausführung gibt, auch in Deutschland nach. Die Firmen werden die veganen Güter in dieser Vielzahl in Deutschland

DER UNTERNEHMER

erst produzieren, wenn sie sehen, dass ein Absatzmarkt da ist, dass es Menschen gibt, die das haben wollen und die bereit sind, dafür zu bezahlen.

Derzeit müssen wir bei ausländischen Produkten jedes Mal einen Container voller Ware bestellen, der dann meist mit dem Schiff nach Deutschland kommt. In einem einzigen Laden bekommt man so einen Container gar nicht verkauft. Außerdem müssen die Waren gelagert werden und Lebensmittel verfallen ja auch irgendwann. Man braucht also eine gewisse Fläche, um die Waren unters Volk zu bringen, und deshalb ist man dazu verdammt, mehrere Filialen zu eröffnen. Mittlerweile gibt es zwei Veganz in Berlin, einen in Prenzlauer Berg und einen in Friedrichshain. In Frankfurt am Main, Hamburg, München, Prag und Wien haben wir 2013 ebenfalls Filialen eröffnet. Ich betreibe nur die beiden Läden in Berlin selbst. In den anderen Städten arbeite ich mit Unternehmern zusammen. Die sind vor Ort Geschäftsführer und kümmern sich um das operative Geschäft, also um Bestellung, Präsentation und Verkauf. Wir übernehmen den Einkauf, die Logistik, das Marketing und die Werbung.

Das Schöne dabei ist: Ich habe die Unternehmer in den anderen Städten nicht gesucht. Die sind von sich aus auf mich zugekommen. Natürlich ist es super, wenn diese Unternehmer Eigenkapital in den Aufbau des Ladens investieren können, aber zwingend notwendig ist das nicht. In Frankfurt zum Beispiel kam eine Frau auf mich zu, die eine gute Idee hatte und sehr enthusiastisch war, aber sie hatte keine müde Mark auf dem Konto. Eigentlich hatte ich Frankfurt so früh noch gar nicht auf meiner Liste stehen, aber dann haben wir schnell eine tolle Immobilie gefunden, eine ehemalige Schlecker-Filiale, und so konnte ich gar nicht anders. Um die Finanzierung haben wir uns gemeinsam gekümmert. Finanzierungsmodelle zu erstellen und Investoren zu finden, die über Genussrechte, stille Beteiligungen oder Anleihen Geld zuschießen, gehört hier in Berlin zu meinen Hauptaufgaben. Dabei hilft mir dir Erfahrung, die ich in meinem ersten Leben bei Daimler sammeln konnte, ungemein. Die Unternehmer, mit denen ich in anderen Städten zusammenarbeite, sind dann zu 50 Prozent an ihrer Veganz-Filiale beteiligt und tragen die Hälfte des finanziellen Risikos.

Mein Ziel ist, dass es irgendwann in allen wichtigen Ballungszentren vegane Anlaufstellen gibt. Dazu gehört nicht nur der Supermarkt, in dem man seinen täglichen Bedarf an Lebensmitteln und Haushaltsartikeln decken kann. Mir schweben vegane Einkaufszentren vor, in denen man darüber hinaus vieles bekommt. Deshalb haben wir neben unserem ersten Markt in Prenzlauer Berg mittlerweile auch ein veganes Schuhgeschäft namens »avesu« eröffnet sowie eine Filiale von »Dear Goods«, einer Kette aus München, die vegane Mode verkauft, eröffnet. Über meinem zweiten Laden in Berlin-Friedrichshain ist der vegane Koch Björn Moschinski mit seinem neuen Restaurant »MioMatto« eingezogen. Auch vegane Kochkurse bieten wir an, sodass unsere Kunden gleich vor Ort lernen können, wie man die Produkte zubereitet. Außerdem machen wir Caterings, sind regelmäßig auf Messen vertreten, veranstalten Brunchs und zeigen Filme zum Thema Veganismus.

Bei alldem geht es mir nicht darum, jemanden zu verurteilen, der Fleisch ist, oder jemanden zum Veganismus zu bekehren. Warum sollte ich das tun? Ich habe ja selbst 35 Jahre lang gepennt. Ich habe vollstes Verständnis dafür, wenn sich jemand keine Gedanken über das Thema macht, denn mir ging es ganz genauso. Ich will auch ganz bewusst niemanden ausschließen, selbst wenn mir das in der radikalen veganen Szene immer wieder übel genommen wird. Auch wenn jemand im Pelzmantel in den Laden kommt, wird der nicht dumm angemacht. Für mich ist es einfach wichtig, das Wissen, das ich gewonnen habe, weiterzugeben. Wenn man diese Erkenntnis einmal erlangt und verinnerlicht hat, kann man nicht mehr zurück. Deshalb will ich den Menschen in erster Linie einen Weg aufzeigen, eine Alternative bieten, wenn man so will. Sie sollen sehen, dass es auch anders geht. Und das geht am besten übers Essen, denn essen muss jeder. Veganz ist also ganz explizit kein Versuch, die Menschen zu missionieren, sondern als Inspiration für andere gedacht.

Jan Bredack, Jahrgang 1972, war über zehn Jahre in leitender Position bei Mercedes Benz beschäftigt, bevor er 2011 mit Burn-out-Symptomen ausstieg. Seither hat er sein Leben auf den Kopf gestellt und 2011 die vegane Supermarktkette »Veganz – Wir lieben Leben« gegründet. Mittlerweile gibt es zwei Filialen in Berlin sowie jeweils eine in Frankfurt am Main, Hamburg, München, Wien und Prag.

ACHTSAMKEIT IM KLEIDERSCHRANK

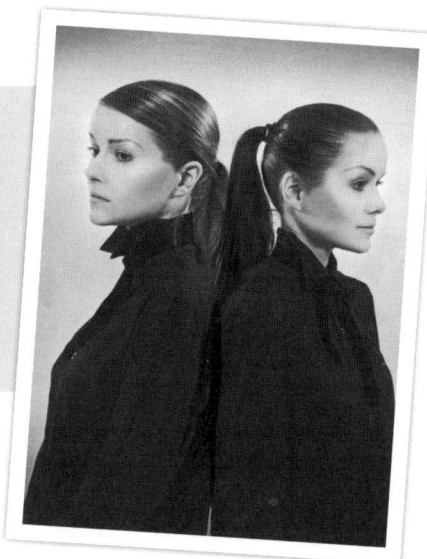

Sandra und Anja Umann entwerfen und vertreiben High Fashion, für die niemand leiden muss, weder die Umwelt noch Menschen oder Tiere.

Es gibt Menschen, die einen Philosophen in sich tragen. Zu diesen Menschen gehören wir. Wir haben schon sehr früh begonnen, uns Gedanken zu machen über das Leben, seine Beschaffenheit und die Frage, welche Aufgabe uns darin zugedacht sein könnte. So kamen wir mit dem Buddhismus in Berührung, dessen Grundpfeiler von Achtsamkeit, Gewaltlosigkeit und Meditation Teil unseres Alltags geworden sind. Als wir nach vielen Jahren der Lehre den Schritt wagten, unser eigenes Unternehmen zu gründen, war klar, dass wir möglichst nachhaltige und ganzheitliche Mode produzieren wollen. Wir wollen achtsam mit den Ressourcen unseres Planeten umgehen. Das bedeutet zwangsläufig, dass unsere Mode auch vegan ist, denn wir möchten nicht dazu beitragen, dass anderen Lebewesen Leid geschieht.

Die Oberflächlichkeit, Rücksichtslosigkeit und Schnelllebigkeit, die Teil des weltweiten Modebusiness sind, passen nicht zu uns. Wir haben uns entschieden, einen anderen Weg zu gehen. In unseren Kollektionen verzichten wir vollständig auf Materialien tierischen Ursprungs wie Wolle, Leder, Seide, Pelz oder Daunen. Synthetische Materialien verwenden wir äußerst sparsam in recycelter Form und aus ökologischer Produktion. Als wir 2009 anfingen, konkrete Pläne zu machen, mussten wir feststellen, dass die Alternativen, die es auf diesem Gebiet gab, sehr begrenzt waren.

In der Regel arbeiten Designer, die vegane Mode herstellen, entweder mit Baumwolle, Leinen und Hanf oder mit synthetischen Fasern. Leinen und Hanf verwenden wir nur sehr wenig, weil wir garantieren wollen, dass sich unsere Kleidungsstücke auf der Haut gut anfühlen. Auf Baumwolle wollten wir uns nicht beschränken, denn auch ökologische Baumwolle hat keine optimale Umweltbilanz. Sie wird entweder in Ägypten oder den USA angebaut, muss einen sehr weiten Transportweg zurücklegen und verbraucht beim Anbau sehr viel Wasser. Also mussten wir neue Fasern erschließen. Dazu haben wir Textilmessen in Frankfurt und Paris besucht und sind dort auf sehr spannende Entwicklungen gestoßen, die noch keinen Eingang in die Modebranche gefunden haben.

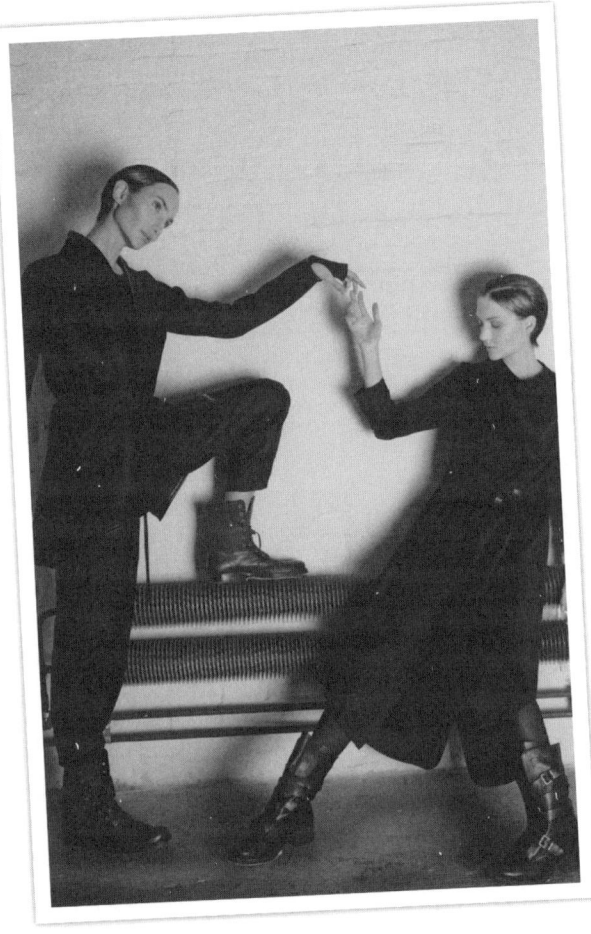

Während andere Modeschöpfer ihre Wertschöpfungskette lediglich bis zu den Stoffherstellern zurückverfolgen, traten wir direkt mit den Garnproduzenten in Kontakt. Darunter waren auch solche, die bis dato nicht für Modeunternehmen produziert hatten, sondern für die Automobilindustrie oder Firmen im Hygienebereich. Wir fanden einige Unternehmen in Deutschland, Österreich und der Schweiz, die bereit und in der Lage waren, in einem zu hundert Prozent ökologischen Zellulose- und Viskosespinnverfahren Fasern aus Buchenholz, Birke, Bambus und Eukalyptus herzustellen, die eine geradezu ideale Qualität für Bekleidung aufweisen. Diese sogenannten Micro-Modal- und Tencel-Fasern sind extrem fein, haben eine tolle, glatte Oberfläche, sind atmungsaktiv und verfügen über einen seidigen Glanz. Angereichert mit Algen wirken sie wundheilend und sind somit bestens für Allergiker geeignet. Das sieht sehr schön aus und trägt sich wie eine zweite Haut. Darüber hinaus verwenden wir eine Sojaproteinfaser, die bei der Tofugewinnung zurückbleibt. Diese Faser wird zu Recht als »Soy Silk« bezeichnet, denn sie ist eine der weichsten Fasern, die es derzeit auf dem Markt gibt, und hat eine seidenähnliche Qualität.

Wichtig ist für uns auch, dass alle Stücke unserer Kollektion langlebig und belastbar sind. Wir wollen zeitlose Produkte auf den Markt bringen, die nicht den schnelllebigen Modeerscheinungen jeder Saison unterworfen sind. Aus diesem Grund sind unsere Kollektionen in der Regel in Schwarz, Weiß oder Grautönen gehalten. Diese Farben stehen für Ruhe und Eleganz und lenken nicht ab, sodass wir an Silhouette und überraschenden Details arbeiten können. Uns geht es um Entschleunigung und darum, dass man ein gutes Kleidungsstück auch lange tragen kann. Deshalb legen wir besonderen Wert auf die Verarbeitung unserer Stücke, die alle in Deutschland gefertigt werden. Die Nähte dürfen nicht aufgehen. Alle Teile müssen in der Maschine waschbar sein und dürfen dabei weder Form noch Farbe verlieren.

Ebenso von Bedeutung ist, dass man unserer Kollektion ihre Nachhaltigkeit nicht ansieht. Umasan ist ganz bewusst als High-Fashion-Label gedacht. So wollen wir zeigen, dass es auch in diesem Bereich Alternativen gibt. Bei uns steht nirgendwo drauf, dass unsere Mode möglichst umweltschonend und vegan produziert ist. Ein Großteil unserer Kunden sind keine Veganer und nur sehr wenige Menschen wollen in Ökoklamotten herumlaufen, die weithin als solche zu erkennen sind. Wir wollen nicht das Gefühl von Verzicht vermitteln, sondern das Gefühl von Mehrwert. Unsere Stücke sollen durch die Schönheit des Designs und den haptischen Tragekomfort überzeugen. Erst wenn ein Kunde sich bereits für ein Kleidungsstück entschieden hat und dann erfährt, dass die Linie rein pflanzlich und nachhaltig hergestellt ist, entsteht eine Offenheit für diese Themen.

Mittlerweile experimentieren wir auch im Accessoirebereich, stehen damit aber noch ganz am Anfang. Wir haben festgestellt, dass es für uns mehr Sinn ergibt, sich immer auf einen

Aspekt zu konzentrieren, bis wir mit dem Ergebnis zufrieden sind, und dann erst weiterzugehen. Dabei gibt es schon jetzt hervorragendes veganes Leder, das aus recyceltem Polyester oder auch Papier hergestellt wird und zwar in einem auf Wasser basierenden Verfahren, das ohne chemische Zusätze auskommt. Das Gute ist, dass dieses Material sehr viel bessere Eigenschaften als Leder hat. Es ist abwaschbar und atmungsaktiv. Mit diesen Fasern wollen wir in Zukunft verstärkt arbeiten und auch Taschen und Schuhe produzieren.

Ein Blick hinter die Kulissen der Wollindustrie

Nach Informationen der Tierrechtsorganisation People for the Ethical Treatment of Animals, kurz PETA, produziert Australien derzeit mit einem Bestand von 100 Millionen Schafen 30 Prozent des weltweiten Wollaufkommens. Die in Australien am häufigsten gezüchtete Rasse sind Merinoschafe. Deren Haut ist speziell darauf gezüchtet, besonders faltig zu sein, sodass die Wollmenge pro Tier gesteigert wird. Wie PETA erklärt, führt die Übermenge an Wolle dazu, dass viele Schafe in den heißen Monaten kollabieren und an Hitzschlag sterben. Außerdem sammeln sich in den Falten Feuchtigkeit und Urin. Von der Feuchtigkeit angezogen, legen Fliegen ihre Eier in den Hautfalten ab. Um diesen Fliegenbefall zu verhindern, nehmen australische Rancher einen Eingriff vor, der sich *mulesing* nennt. Dazu werden die lebenden Schafe auf den Rücken geworfen und mit den Beinen zwischen Metallstäben fixiert. Dann schneidet man ihnen ohne jede Betäubung esstellergroße Fleischstücke rund um den Schwanz weg. So will man erreichen, dass sich eine glatte, vernarbte Fläche bildet, die keine Angriffsfläche mehr für die Fliegen bietet.

Zu Beginn dachten wir, wir könnten uns vollständig aus dem konventionellen Modebusiness heraushalten. Aber wir haben sehr schnell festgestellt, dass wir so unser Ziel nicht erreichen. Wenn wir wirklich Sprachrohr sein und aufzeigen wollen, dass es auch anders geht, müssen wir bei den großen Modeschauen präsent sein. Deshalb haben wir im Frühjahr 2012 zum ersten Mal an der Fashion Week in Berlin teilgenommen. Weil uns die Hektik und der Trubel einer solchen Veranstaltung aber widerstreben, haben wir unsere Show ganz anders gestaltet. Alles war sehr entschleunigt und künstlerisch, mit ruhiger Livemusik und Tänzerinnen. Danach sind sehr viele Menschen zu uns gekommen und haben uns gesagt, wie sehr sie es genossen haben, zu einer Zeit, in der man eigentlich hektisch von einem Event zum nächsten läuft, einen Moment innehalten zu können. Genau in solchen Momenten können wir andere Menschen mit unserer Botschaft erreichen.

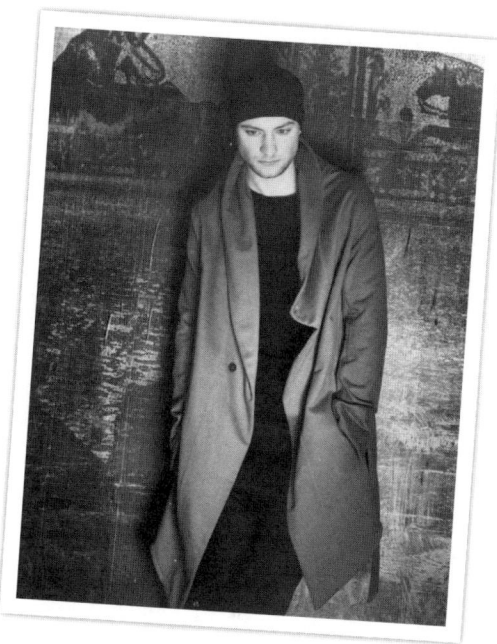

Die Fasern, die wir verwenden, sind noch sehr jung und deshalb noch nicht so lange erprobt wie zum Beispiel Baumwolle, aus der schon seit Jahrhunderten Kleidung hergestellt wird. Das mag große Modefirmen davon abhalten, die Verwendung neuer Materialien zu riskieren. Das Hauptargument, warum große Modelabels bei den bewährten Rohstoffen und Produktionsmethoden bleiben, ist aber mit Sicherheit der Preis. Was Baumwolle, Leder, Wolle und synthetische Fasern anbelangt, bestehen wirtschaftliche Strukturen, die oftmals auf ausbeuterischen Verhältnissen für Mensch und Tier beruhen, die sich aber über Jahrzehnte bewährt haben und den Modefirmen und Textilproduzenten große Margen garantieren. Solange die Verbraucher nicht explizit nach anderer Kleidung verlangen, gibt es für konventionelle Firmen keinen Grund, etwas am bestehenden System zu verändern.

Im Vergleich zu echter, ökologisch produzierter Baumwolle bieten die Fasern, die wir für uns erschlossen haben, keinen Preisnachteil. Die Betonung liegt hier auf »echter« Baumwolle, denn auf dem Modemarkt wird derzeit extrem viel »Greenwashing« betrieben. Etwa ein Prozent der weltweiten Baumwollproduktion wird tatsächlich ökologisch gewonnen. Wenn man sich ansieht, wie viel angebliche Ökobaumwolle verkauft wird, dann wird deutlich, dass da etwas nicht stimmen kann. Auf Stoffmessen ist ein entsprechendes Label, das ein Kleidungsstück als ökologisch produziert und fair gehandelt ausweist, vor allem von asiatischen Produzenten sehr leicht zu bekommen. Man darf es nur nicht nachprüfen wollen.

Trotzdem ist absehbar, dass Nachhaltigkeit auch in der Modebranche immer wichtiger wird. Wir gehen davon aus, dass große Modefirmen angesichts der unmenschlichen Arbeitsbedingungen in Drittweltländern wie Pakistan oder Bangladesch, aber auch aufgrund der stetig wachsenden Umweltproblematik und Ressourcenknappheit in den kommenden Jahren ein massives Glaubwürdigkeitsproblem bekommen werden. Wir werden es uns auf Dauer nicht leisten können, Weideflächen, die auch für die Mode- und Fellindustrie genutzt werden, so stark zu verseuchen, dass sie anschließend nicht mehr genutzt werden können.

Echte Nachhaltigkeit muss die gesamte Wertschöpfungskette kennzeichnen: Die Rohmaterialien müssen umweltfreundlich hergestellt und verarbeitet sein, die Transportwege müssen reduziert werden, die Textilien müssen unter fairen Arbeitsbedingungen produziert werden und die Unternehmensstrukturen dürfen auch in Deutschland nicht auf ausbeuterischen Arbeitsbedingungen im Niedriglohnsektor basieren. Nachhaltigkeit bedeutet, ein Produkt mit Substanz zu schaffen, das sich entwickeln kann. Darüber hinaus muss es am Ende seines Lebensweges biologisch abbaubar sein. Es ist ein Kreislaufprinzip, in dem wir denken müssen.

Wir verlangen nicht von unseren Kunden, vegan zu werden. Das ist nicht der Weg der Zukunft. Wir wollen vielmehr auf die Bedürfnisse der Menschen eingehen. Im Gegenzug wollen wir erreichen, dass sich die Menschen mehr mit dem auseinandersetzen, was sie konsumieren. Es geht darum, dass ein jeder mit Achtsamkeit durchs Leben geht und versucht, einen Beitrag zu leisten. Nur so können wir langfristig auf der Welt bestehen.

Sandra Umann ist Fotografin. Anja Umann studierte Modedesign und arbeitete für Strenesse, Wunderkind und den japanischen Modedesigner Yohji Yamamoto in Paris und Tokio. Gemeinsam betreiben die Zwillingsschwestern, Jahrgang 1978, in Berlin das vegane High-Fashion-Modelabel »Umasan«.

VEGANES AUS DER TUBE

Die Betreiber des Naturkosmetiklabels benecos aus Aschaffenburg haben Veganer als Kunden entdeckt. Trotzdem verzichtet das Unternehmen nicht komplett auf tierische Inhaltsstoffe.

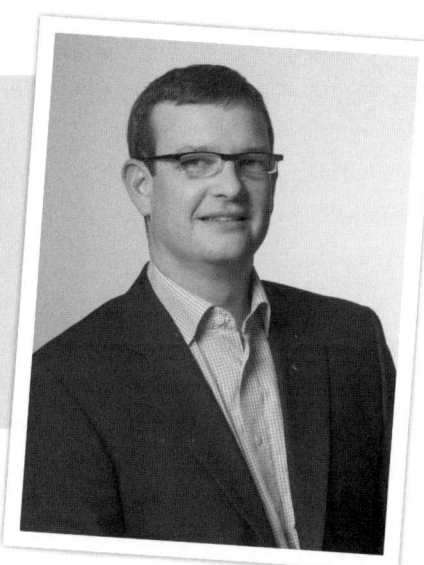

Dass einige unserer Kosmetikprodukte vegan sind, war anfangs Zufall. Als meine Frau und ich 2008 mit der Planung für das Unternehmen benecos begannen, wollten wir in erster Linie eine zertifizierte Naturkosmetik entwickeln, die aus dem Öko-Image, das die meisten anderen Firmen in diesem Bereich haben, ausbricht. Uns ging es darum, eine moderne Kosmetikmarke zu etablieren, die eine jüngere Zielgruppe anspricht und die es auch Teenagern ermöglicht, Make-up, Puder, Lidschatten, Rouge, Kajal, Wimperntusche, Lippenstifte und Gloss zu verwenden, die aus hochwertigen und ungiftigen Inhaltsstoffen hergestellt sind, ohne dass sie dafür sehr viel mehr Geld ausgeben müssen als für konventionelle Produkte.

Dabei wollten wir ganz bewusst auf chemische Inhaltsstoffe verzichten, die zum Teil nachweislich krebserregend sind oder Allergien fördern. Für uns war es nicht nachvollziehbar, warum sich junge Mädchen und Frauen Kosmetik, die Mineralöl oder Silikone enthält, ins Gesicht und auf die Lippen schmieren sollen. Auch andere synthetische Substanzen wie Paraffine, Farb- und Duftstoffe oder Konservierungsstoffe haben eigentlich nichts in Kosmetik und Pflegeprodukten zu suchen. Die großen Marken bemühen sich heute in erster Linie, ihre Produkte technisch weiterzuentwickeln. Ein gutes Beispiel sind Lippenstifte, die 24 Stunden halten. Damit ein Lippenstift 24 Stunden auf den Lippen bleibt, muss man aber ziemlich viele Silikone hineinpumpen. Dann hat man am Abend Schwierigkeiten, die Farbe wieder abzubekommen. Die Silikone auf den Lippen schluckt man außerdem permanent runter. Das kann in unseren Augen nicht wünschenswert sein.

Die Naturkosmetikmarken, die es bislang auf dem Markt gab, sprachen in erster Linie eine reifere Zielgruppe an und waren dementsprechend teuer. Jüngere Kundinnen konnten sich diese Produkte meist nicht leisten und in der Regel sind sie auch nicht bereit, so viel Geld für eine Mascara oder einen Lippenstift auszugeben. Das wird vor allem dann deutlich, wenn man das Schminkverhalten junger Frauen analysiert, die ja die Hauptnutzerinnen von Kosmetik sind. Die wenigsten haben heute jeweils nur einen Lippenstift oder einen Lidschatten im Schminkbeutel, sondern kaufen sich viele verschiedene Farben, die sie zu bestimmten Kleidungsstücken, Accessoires oder je nach Anlass kombinieren.

Um fast ebenso günstig zu sein wie konventionelle Labels und dabei trotzdem hochwertige, zertifizierte Produkte zu verwenden, müssen wir an anderer Stelle sparen. In erster Linie arbeiten wir mit ganz anderen Margen, als das Naturkosmetikunternehmen sonst tun. Da wir ein kleines Familienunternehmen sind, nur uns selbst gegenüber Rechenschaft ablegen müssen und keine Anteilseigner haben, denen wir Gewinne vorweisen müssen, sind wir dazu in der Lage, selbst zu entscheiden, was uns ausreicht und was nicht. Wir machen zum Beispiel auch keine Werbung. Bereits eine ganzseitige Anzeige in einem bekannten Magazin würde das Budget für Kommunikation in unserem Jahresetat überschreiten. Auch Pröbchen gibt es von unseren Produkten nicht. Man kann sie im Laden testen, aber darüber hinaus verschenken wir nichts. Wir sind der Meinung, dass das bei einem Lipgloss, der 4,49 Euro kostet, vertretbar ist. Außerdem verzichten wir auf Faltschachteln und verwenden Standardverpackungen, die auch für andere Produkte benutzt werden, also nicht eigens für uns entworfen wurden. Wir legen Wert darauf, dass der Inhalt überzeugt, weil er ehrlich, qualitativ hochwertig und kompromisslos ist. Das Außenherum ist nebensächlich. Natürlich versuchen wir auch die Verpackung, also den Container, die Tube, die Dose oder das Fläschchen, so schön und ansprechend wie möglich zu dekorieren. Aber im Gegensatz zu vielen anderen Herstellern ist bei uns die Verpackung nicht teurer als der Inhalt.

VEGANES AUS DER TUBE

Ein persönliches Erlebnis war ausschlaggebend für unsere Idee, eine eigene Kosmetikfirma zu gründen. Bis 2008 war ich in einem großen deutschen Kosmetikunternehmen beschäftigt. Als Direktor war ich dort für den Einkauf zuständig. Eines Tages saß ich in einer Konferenz und man gab zu bedenken, dass es für den Absatz unserer Produkte von Vorteil sein könnte, wenn diese in einer Untersuchung der Zeitschrift *Ökotest* eine gute Bewertung erhalten würden. Als ich daraufhin anmerkte, dass wir dieses Ziel erreichen könnten, wenn wir bessere Inhaltsstoffe verwenden würden, winkten die Kollegen kurzerhand ab. Die Texturen zu verbessern, um eine gute Bewertung zu erhalten, stand schlichtweg nicht zur Debatte, weil das Unternehmen nicht bereit war, auch nur einen Cent mehr für die Rezepturen auszugeben. Mir wurde bewusst, wie stark Anspruch und Wirklichkeit bei konventionellen Kosmetikunternehmen auseinanderklaffen, denn natürlich sind auch diese Firmen an innovativen Inhaltsstoffen interessiert. Allerdings sind sie nicht bereit, dafür mehr Geld auszugeben. Der Profit steht über allem. An diesem Tag beschloss ich, aus der Firma auszusteigen und mit meiner Frau ein eigenes Unternehmen zu gründen.

Ab 2009 begannen wir also den Markt zu analysieren und unsere Produkte zu entwickeln. 2010 kamen wir dann mit unserer Kosmetiklinie auf den Markt. Seither gibt es benecos in Biomärkten, im Naturkosmetikfachhandel, in ausgewählten Apotheken und Reformhäusern sowie online zu kaufen.

Nach einiger Zeit bekamen wir immer wieder Anfragen von Konsumenten, die wissen wollten, ob unsere Produkte vegan sind. Erst dadurch wurden wir für das Thema sensibilisiert. Daraufhin haben wir die Zusammensetzungen unserer Produkte untersucht und solche, die ohne tierische Inhaltsstoffe auskommen, als vegan klassifiziert. Mittlerweile kann ich ganz exakt sagen: 48 unserer insgesamt 92 Produkte sind vegan, also etwas mehr als die Hälfte.

Wenn ein Produkt aus unserem Sortiment nicht vegan ist, liegt es in den meisten Fällen daran, dass wir für die Textur Bienenwachs verwenden. Das ist aus unserer Sicht für manche Produkte immer noch unverzichtbar. Die Geschmeidigkeit, die wir uns für einen Lippenstift wünschen, ist derzeit nur sehr schwer anders herzustellen.

Auch das klassische brillante Rot, das viele Kundinnen bei einem Lippenstift, aber auch beim Rouge bevorzugen, ist für eine Naturkosmetikfirma wie uns, die nicht auf synthetische Inhaltsstoffe zurückgreifen darf, nicht ohne tierische Inhaltsstoffe machbar. Dieses klassische Rot, aber auch viele andere brillante Farben erreicht man auf natürlichem Weg nur dann, wenn man Karmin zugibt. Und Karmin wird aus Läuseblut hergestellt.

Wir sagen ganz bewusst: Wenn sich ein Produkt vegan realisieren lässt, ohne dabei die Qualität einzubüßen, die wir erreichen wollen, dann produzieren wir es ohne tierische Inhaltsstoffe und würden dieser Zusammensetzung stets den Vorzug geben. Das war uns zum Beispiel bei unserer Pflegeserie wichtig, die wir erst Ende November 2012 in unser Sortiment aufgenommen haben. Wir wollen aber niemandem etwas vormachen. Wir sind kein ausgesprochen veganes Label, das ausnahmslos vegane Produkte auf den Markt bringt. Derzeit fehlt uns noch die Erfahrung, um vegane Alternativen für jede Form von Kosmetik zu entwickeln.

Natürlich verzichten wir vollständig auf Tierversuche. Das ist bei Naturkosmetik seit vielen Jahren Standard. Auch in der konventionellen Kosmetikherstellung sind Tierversuche in Deutschland seit 1998 und in der EU seit 2004 verboten. Dennoch kann man nicht ausschließen, dass konventionelle Kosmetikhersteller weiterhin Inhaltsstoffe verwenden, die an Tieren getestet werden. Die kommen dann eben nicht aus der Europäischen Union. Zwar sieht die jüngst beschlossene EU-Kosmetikrichtlinie vor, dass seit 2013 keine in Tierversuchen getesteten Kosmetikprodukte mehr in die EU eingeführt werden dürfen. Ein Verzicht auf das Testen von Endprodukten schließt aber nicht aus, dass einzelne Inhaltsstoffe weiterhin an Tieren getestet werden, zumal die wenigsten Inhaltsstoffe von Kosmetika ausschließlich für die Kosmetikindustrie hergestellt werden. Viele Inhaltsstoffe unterliegen der EU-Chemikalienrichtlinie und sind von diesem Verbot ausgenommen.

Stephan Becker, Jahrgang 1970, ist Wirtschaftsingenieur und Kaufmann. 2006 heuerte er bei einer großen konventionellen Kosmetikfirma als Supply Chain Director an. Weil deren Herangehensweise nicht mehr seiner Philosophie entsprach, stieg er aus und gründete Ende 2008 gemeinsam mit seiner Frau Silke Becker, Jahrgang 1971, das Naturkosmetiklabel benecos in Aschaffenburg.

Kosmetik enthält oft Inhaltsstoffe tierischen Ursprungs

Die Tierrechtsorganisation PETA listet auf ihrer Internetseite Inhaltsstoffe tierischen Ursprungs auf, die in Kosmetikprodukten verwendet werden, verweist jedoch darauf, dass einige dieser Stoffe sowohl tierisch als auch pflanzlich und synthetisch hergestellt werden können. Hinzu kommt, dass viele Firmen Begriffe wie »tierisch« oder »animal« vermeiden, um die Kunden nicht abzuschrecken. Eine eindeutige Auskunft kann meist nur der Hersteller selbst geben. Eine Auswahl:

- **Allantoin, Alcloxa, Alsioxa:** Abbauprodukt der Harnsäure im Stoffwechsel der meisten Säugetiere. Verwendung: Kosmetika, besonders Cremes und Lotionen

- **Aminosäuren, Amino Acids:** Bausteine von Proteinen, über die alle Lebewesen verfügen. Verwendung: Kosmetika, Nahrungsmittelergänzungen, Shampoos

- **Arachidonsäure:** flüssige, vierfach ungesättigte Fettsäure, die in der Leber, dem Gehirn, den Drüsen und im Fett von Tieren und Menschen vorkommt. Wird häufig aus Tierleber isoliert. Verwendung: Hautcremes und Lotionen zur Behandlung von Ekzemen und Ausschlägen

- **Arachidyl Proprionate:** Salz der Arachidonsäure, das aus tierischen Fetten hergestellt sein kann (siehe oben)

- **Benzoesäure, Benzoic Acid:** im Harn von Wirbeltieren enthalten. Verwendung: Konservierungsmittel in Mundspülungen, Cremes, Aftershave-Lotionen, Antiseptika und Desinfektionsmitteln

- **Bienenwachs, Beeswax, Cera Flava, E901:** Bienenwachs wird durch das Schmelzen der Honigwaben gewonnen. Verwendung: Kosmetik

- **Biotin, Vitamin B(-Faktor), Vitamin H:** in jeder lebenden Zelle und in größeren Mengen in Milch, Eigelb und Leber vorhanden. Verwendung: Konsistenzgeber für Kosmetik, Shampoos und Cremes

- **Caprinsäure, Decansäure, Caprylic Acid, Caprylamine Oxide, Capryl Betaine, Caprylic Triglyceride:** flüssige Fettsäure bzw. Derivate davon, die aus Kuh- oder Ziegenmilch hergestellt wird. Verwendung: Parfüm, Seife

- **Cerebrosid, Cerebroside, Zerebrosid:** Stoffe, die im Körper im Nervengewebe und Gehirn vorkommen und aus einem Lipoid (Ceramid) und einem Monosaccharid (Glucose, Galactose) bestehen. Verwendung: Cremes

- **Chitin, Chitosan:** organische Basis des Außenskeletts von Insekten und Krebstieren wie Garnelen und Krabben. Verwendung: Haarfestiger, Hautpflegeprodukte, Verdickungs- und Feuchthaltemittel in Shampoos

- **Cholesterol:** ein Steroidalkohol, der in allen tierischen Fetten und Ölen, im Nervengewebe, in Eigelb und Blut vorkommt. Kann als Derivat aus Lanolin hergestellt sein. Verwendung: Kosmetik, Augencremes, Shampoos

- **Cysteine, Cystin, Zystin, Zystein, L-Form:** eine Aminosäure, deren proteinogene L-Form zum Beispiel in Keratin vorkommt (Haare, Borsten, Hörner). Verwendung: Haarpflegeprodukte und Cremes

- **Elastin:** Faserprotein bei Wirbeltieren, das die Gefäße dehnbar hält. Ähnlich dem Kollagen. Verwendung: Kosmetik

- **Fettsäuren, Fatty Acids, Palmitamide, Palmitamine, Palmitat, Palmitic Acid, Palmitinsäure:** können eine Mischung aus flüssigen und festen Fettsäuren sein wie Caprylsäure (Caprylic Acid), Laurinsäure (Lauric Acid), Myristinsäure (Myristic Acid), Ölsäure (Oleic Acid), Palmitinsäure (Palmitic Acid) und Stearinsäure (Stearic Acid). Verwendung: Schaumbäder, Lippenstifte, Seifen, Reinigungsmittel, Kosmetik

- **Fish Scales:** Fischschuppen. Verwendung: Kosmetik, zum Beispiel in schimmerndem Make-up

- **Glycerin, Glyceride, Glycerol, Glycreth-26, Polyglycerol, Monoglyceride (E422):** ein Nebenprodukt der Seifenherstellung, bei der normalerweise tierische Fette verwendet werden. Verwendung: Kosmetik, Mundspülung, Kaugummi, Zahnpasta, Seife, Salben,

VEGANES AUS DER TUBE

Medikamente, Schmiermittel, Getriebeöl (transmission fluid), Bremsflüssigkeit und Kunststoffe

- **Hyaluronsäure, Hyaluronic Acid:** ein Polysaccharid, das in der Grundsubstanz des Bindegewebes, in der Gelenkschmiere, der Nabelschnur, der Haut und im Glaskörper vorkommt. Verwendung: Kosmetik, Cremes

- **Hydrolysierte tierische Proteine, Hydrolyzed Animal Protein:** Verwendung: Kosmetik, insbesondere Shampoo und Haarbehandlungen (Antistatika, Kämmbarkeitshilfen)

- **Karmin, Carmine, Cochenille, Cochineal, Karminsäure:** rotes Pigment, das durch das Zerquetschen weiblicher Kochenilleläuse (Nopal-Schildläuse) gewonnen wird. Verwendung: Kosmetik, vor allem Lippenstift, Shampoos

- **Kasein, Kaseinat, Natriumkaseinat, Casein, Caseinate, Sodium Caseinate, Natriumstearoyl-2-lactylat, E481:** Milchprotein und dessen Salze. Verwendung: Kosmetik, Haarbehandlungsmittel, Schönheitsmasken, Klebstoffe

- **Keratin:** Protein aus zermahlenen Hörnern, Hufen, Federn, Federkielen und Haaren von Tieren. Verwendung: Haarspülungen, Shampoos

- **Kollagen, Collagen:** Bindegewebsprotein bei Wirbeltieren. Gewöhnlich hergestellt aus Tiergewebe. Verwendung: Kosmetika (Anti-Aging), Gelatine, Hüllen von Medikamenten- und Vitaminkapseln, Beschichtung von Drucker- und Fotopapier

- **Lezithin, Lecithin, Choline Bitartrate:** Bestandteile der Zellmembran tierischer und pflanzlicher Lebewesen. Für kommerzielle Zwecke häufig aus Eiern und Sojabohnen gewonnen. Auch aus Nervengewebe, Blut, Milch und Mais. Verwendung: Augencremes, Lippenstifte, Flüssigpuder (liquid powder), Handcremes, Lotionen, Seifen, Shampoos

- **Milchsäure, Lactic Acid, Sodium Stearoyl Lactylate:** entsteht beim Stoffwechsel im Blut und Muskelgewebe. Auch in saurer Milch, Bier, Sauerkraut, sauren Gurken und anderen Lebensmitteln, die durch bakterielle Fermentation erzeugt werden. Verwendung: Kosmetik (z.B. Gesichtswasser, Reinigungsemulsionen), Weichspüler

- **Panthenol, Dexpanthenol, Pantothenol, Panthenyl, Vitamin B-Complex Factor, Provitamin B$_5$, Vitamin-B-Komplex:** kann von tierischen oder pflanzlichen Quellen stammen oder synthetischer Herkunft sein. Verwendung: Shampoos

- **Perlenessenz, Pearl Essence, Guanin:** Bestandteil der RNA und DNA und somit in allen tierischen und pflanzlichen Zellen enthalten. Wird aus Fischschuppen gewonnen. Verwendung: Shampoo, Nagellack und andere kosmetische Produkte

- **Stearinsäure, Stearic Acid, Stearate, Stearamide, Stearamine, Stearone, Stearic Hydrazide, Stearoxytrimethylsilane, Stearoyl Lactylic Acid, Stearyl Betaine, Stearyl Imidazoline:** Fettsäure bzw. deren Salze, die meist den Mägen von Schweinen entnommen wird. Verwendung: Kosmetik, Seifen, Schmiermittel, Haarspray, Conditioner, Deodorants, Cremes, Kaugummi

- **Vitamin A, Ritinol, Retinal, Retinsäure, Retinpalmitat:** kann aus Fischleberöl (z. B. Haifischleberöl), Butter oder Eigelb hergestellt sein. Verwendung: Kosmetika, Cremes, Parfüms, Haarfärbemittel, Vitaminpräparate, Nahrungsmittelergänzungen

- **Wollfett, Wool Fat, Wollwachs, Wool Wax, Lanolin, Laneth, Lanogene, Lanolin Acids, Triterpene Alcohols, Lanolinum, Lanosterol:** Sekret aus der Talgdrüse des Schafs. Verwendung: Cremes

Der Nachdruck dieser Liste erfolgte mit der freundlichen Genehmigung von PETA Deutschland.

DIE SEXPERTINNEN

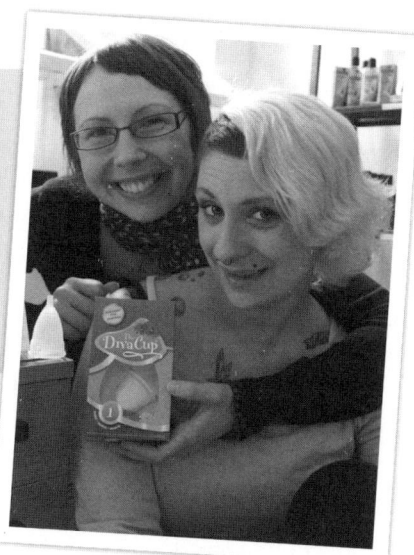

Anne Bonnie Schindler und Sara Rodenhizer betreiben einen Sexshop, der sich gegen alle Formen der Ausbeutung und Unterdrückung richtet – auch gegen die von Tieren.

Sexualität ist für uns ein ganzheitliches Konzept, das weit über das hinausgeht, was Menschen alleine oder miteinander im Schlafzimmer machen. Die Art, wie wir Sexualität ausleben, sagt sehr viel darüber aus, welche Mechanismen unsere Gesellschaft prägen. Deshalb haben wir uns entschieden, einen queer-feministischen Sexshop aufzumachen, der mit der klassischen männlich dominierten, orgasmusfixierten Variante der Sexualität nichts zu tun hat. Denn der Schund, den man zu oft in den gängigen Sexläden findet, verfestigt sexistische Stereotypen, traditionelle Geschlechterrollen und patriarchale Machthierarchien.

Unser Laden ist hell und freundlich. Durch die Fenster kann jeder reinsehen und unsere Produkte sind für alle sichtbar präsentiert. Bei uns gibt es keine Geheimniskrämerei, niemand muss sich zu uns schleichen, verstohlen in eine Seitengasse abbiegen und möglichst unbemerkt hinter einem dicken Latexvorhang und verdunkelten Scheiben verschwinden. Wir wollen eine offene, tolerante Atmosphäre schaffen, in der Sexualität, vor allem die weibliche oder queere Sexualität, weder tabuisiert noch stigmatisiert wird. Jedes Sextoy gibt es auch ausgepackt, sodass man es nicht nur durch die Packung anschauen, sondern auch anfassen kann, bevor man es kauft. Und wir legen großen Wert auf eine ungezwungene Beratung, die offen ist für alle Arten von Vorlieben und Bedürfnissen. Unser Sortiment richtet sich an alle Geschlechter und ist auf alle sexuellen Orientierungen ausgelegt, aber Frauen stehen ganz klar im Vordergrund. Trotzdem fühlen sich auch viele männliche Kunden bei uns sehr wohl. Denn der klassische Sexshop mit Schmuddelimage und Wichskabine wird auch den meisten Männern nicht gerecht.

SARA: Über diese Idee haben wir uns auch kennengelernt. Ich komme aus Kanada und dort gibt es bereits einige queer-feministische Sexshops. Als ich nach Berlin zog, musste ich feststellen, dass ein solcher Laden, der täglich geöffnet hat, hier nicht existiert.

ANNE BONNIE: Ich stamme ursprünglich aus Bayern und habe früher in einem konventionellen Sexshop in Kaiserslautern gearbeitet. Auch wenn ich vieles von dem, was ich dort beobachtet habe, fragwürdig fand, hat mir die Arbeit Spaß gemacht. Wenn die Kunden –ob Frauen oder Männer – es einmal hinter den Vorhang geschafft hatten, war die Intimität, die während der Beratung entstand, etwas sehr Schönes. Man kommt mit den Menschen ins Gespräch und sobald man über Sexualität redet, kommt sehr schnell ein Gefühl der Verbundenheit auf. Das habe ich immer genossen, aber ich wollte diese gute Erfahrung besser machen. Ich wollte einen Ort schaffen, der diese Offenheit und Verbundenheit ermöglicht, der aber nicht in erster Linie auf die Bedürfnisse heterosexueller Männer ausgerichtet ist. Diese Idee habe ich sehr lange mit mir herumgetragen. Als ich längst in Berlin lebte, habe ich über den Newsletter eines Diskussionskreises, einer »Sex Empowerment Discussion Group«, einen Fragebogen herumgeschickt. Ich wollte herausfinden, was sich die Frauen, die Teil dieser queer-feministischen Gruppe waren, in einem Sexshop wünschen würden.

SARA: Diesen Fragebogen habe ich gelesen und dachte sofort: »Oh nein! Da hat jemand dieselbe Idee wie du!« Zuerst war ich sehr deprimiert, denn ich war sicher, dass Anne schneller sein würde als ich, da ich weder Deutsch spreche noch mich mit den deutschen Behörden auskenne. Irgendwann hat meine Freundin zu mir gesagt: »Warum schreibst du ihr nicht einfach?« Und genau das habe ich getan.

ANNE BONNIE: Saras E-Mail war sehr lang und als ich sie zum ersten Mal las, dachte ich: »Nein! Das ist meine Idee.« Aber irgendetwas an dieser E-Mail hat mich dann doch dazu bewegt, mich mit Sara zu treffen. Wir haben uns sehr lange unterhalten und festgestellt, dass wir ziemlich viel gemeinsam hatten.

SARA: Du hast mir erst mal ziemlich Angst eingejagt.

ANNE BONNIE: Ich habe nur gesagt, dass ich kein einfacher Mensch bin und dass es nicht leicht werden würde, mit mir zu arbeiten. Aber letztlich war es Sara, die hartnäckig blieb und damit auch die ganze Idee stark vorangetrieben hat. Plötzlich ging dann alles sehr schnell. Wir haben das Ladenlokal gefunden, in dem wir nun sind, haben renoviert und innerhalb von zehn Monaten das Geschäft gemeinsam eröffnet.

Dass die Produkte in unserem Laden auch vegan sein könnten, hatten wir anfangs gar nicht auf der Agenda. Ursprünglich wollten wir in erster Linie umweltfreundliche Produkte verkaufen, deren Inhaltsstoffe weder für die Natur noch für den Menschen schädlich sind. Das Problem bei Sexspielzeug ist, dass es dafür so gut wie keine Regularien gibt. Deshalb enthalten Toys, die gemäß der Packungsaufschrift aus Silikon gefertigt sind, trotzdem oft eine Reihe anderer Inhaltsstoffe, die bei Kinderspielzeug zum Beispiel auf dem Index stehen und nicht verwendet werden dürfen. Das liegt daran, dass auch Produkte, die nur zu einem sehr geringen Prozentsatz aus Silikon bestehen, bereits als Silikonprodukte ausgewiesen werden dürfen. Das ist natürlich fatal, denn Sexspielzeuge kommen mit der Haut und den Schleimhäuten in Kontakt. Giftige Inhaltsstoffe werden so direkt absorbiert. Auch die Umweltbilanz vieler konventioneller Produkte ist ziemlich mies. An dieser Stelle wollten wir ansetzen. Der vegane Aspekt kam erst später dazu.

SARA: Ich kümmere mich um die Produktbestellungen. Als es darum ging, das Bondage- und BDSM-Zubehör zu bestellen, kam ich ins Grübeln. Ich selbst lebe vegan und es hat mir widerstrebt, Gurte, Geschirre und Riemen aus Leder zu bestellen. Also fragte ich Anne: »Was hältst du davon, wenn wir unseren Laden auch vegan machen?«, und sie hat sofort »Ja« gesagt. Also habe ich mich an die Recherche gemacht und mittlerweile kommen fast alle unsere Produkte ohne tierische Inhaltsstoffe aus. Es gibt zwei Ausnahmen: Wir führen nicht vegan hergestellte Fingerhüllen, die aussehen wie kleine Kondome und nur über einen Finger gestreift werden. Und wir haben eine ölbasierte Gleitcreme, die Bienenwachs enthält. Davon abgesehen sind alle Produkte vegan.

Zu Beginn fragt man sich vielleicht, was an Sexspielzeug nicht vegan sein kann. Aber wie ich nach und nach herausgefunden habe, gibt es da eine Menge zu beachten. Unser Bondage- und BDSM-Zubehör wird nicht aus Leder hergestellt, sondern aus Kunstleder, Nylon oder Mikrofasern. Da ist der vegane Aspekt offensichtlich. Hier arbeiten wir mit lokalen Herstellern aus Berlin und Dresden zusammen, die viele Stück per Hand herstellen. Komplizierter wird es bei Gleitmitteln. Ich habe festgestellt, dass diese fast immer Glycerin enthalten. Glycerin ist ein Stoff, der aus Fetten und Ölen gewonnen wird und der in Gleitcremes dafür sorgt, dass diese lange feucht bleiben. Deshalb enthalten zum Beispiel spezielle Anal-Gleitmittel einen höheren Glycerinanteil.

Traditionell wird Glycerin aus tierischen Fetten gewonnen. Man kann Glycerin aber auch pflanzlich herstellen. Wir führen ausschließlich Gleitmittel mit pflanzlichem Glycerin. Was genau in den einzelnen Produkten enthalten ist, ist nicht immer ganz leicht herauszufinden, weil auf der Packung oder im Beipackzettel meist nicht angegeben ist, um welche Form von Glycerin es sich handelt. Deshalb setze ich mich immer mit dem Hersteller eines Produktes in Verbindung und frage nach oder bestelle bei Firmen, die ausschließlich ausgewiesen vegane Produkte anbieten.

Das Gleiche gilt für Kondome. Auch diese sind mit Gleitmitteln behandelt, die Glycerin enthalten. Darüber hinaus können sie mithilfe von Kasein hergestellt sein, einem Milchprotein, das zum Beispiel dafür verantwortlich ist, dass Quark und Käse fest werden. Kasein wird auch in vielen anderen Produkten als Bindemittel verwendet, zum Beispiel bei der Herstellung von Latex.

ANNE BONNIE: Den Laden vegan zu führen war anfangs Saras Idee. Aber je länger ich darüber nachdachte, umso schlüssiger und passender erschien es mir. Schließlich stellt unser queer-feministisches Konzept bestehende Herrschaftsstrukturen in Frage. Und wenn man sich mit der Unterdrückung von Frauen und Menschen mit nicht heteronormativer sexueller Orientierung auseinandersetzt und einen Raum und langfristig auch eine Gesellschaft schaffen möchte, in der alle gleichberechtigt nebeneinander leben können, dann ist es wenig sinnvoll, dieses Konzept nur auf den Menschen zu beschränken. Unsere derzeitige Landwirtschaft und Lebensmittelproduktion in der westlichen Welt beutet die Umwelt und die Nutztiere auf nicht akzeptable Weise aus. Deshalb müssen wir diese Form der Ausbeutung

Vegan-Labels

Das bekannteste Label, mit dem vegane Produkte klassifiziert werden, ist die sogenannte **Veganblume**, ein Symbol, das eine blühende Blume in einem Kreis zeigt, die aus dem Anfangsbuchstaben »V« des Wortes »Vegan« erwächst. Dieses Label wird von der britischen **Vegan Society** vergeben, der weltweit ältesten Organisation, die sich für den Verzicht auf tierische Produkte einsetzt und bereits 1944 den Begriff »vegan« erfand. Die Neuschöpfung ist eine verkürzte Form des Wortes »VEGetariAN« und diente dazu, Menschen, die auch auf den Verzehr von Milchprodukten und Eiern verzichten, von Vegetariern abzugrenzen, die lediglich kein Fleisch zu sich nehmen. Nach Informationen der Vegan Society stammt das Logo aus den frühen 1990er Jahren und wird ausschließlich für Produkte vergeben, die die folgenden Kriterien erfüllen:

- Bei der Herstellung und Entwicklung des Produkts und seiner Inhaltsstoffe wurden keine tierischen Produkte, Nebenprodukte oder Derivate verwendet.
- Weder das Produkt noch dessen Inhaltsstoffe wurden an Tieren getestet, weder von der produzierenden Firma noch in deren Namen oder von einem Zulieferer, über den die Firma wirksame Kontrolle hat.
- Das Unternehmen ist bestrebt, bei der Herstellung Verunreinigungen des Produktes mit tierischen Inhaltsstoffen so weit zu minimieren, wie das innerhalb des Produktionsprozesses praktikabel ist.

Nach Auskunft der Vegan Society müssen die Hersteller der Produkte, die mit dem Label ausgezeichnet sind, anhand von schriftlichen Belegen nachweisen, dass sie die oben genannten Kriterien erfüllen, was bei Kontrollbesuchen überprüft wird.

Der **Vegetarierbund** (VEBU) setzt sich außerdem für die Einführung einer eindeutigen Kennzeichnung von vegetarischen oder veganen Produkten und Lebensmitteln auf europäischer Ebene durch das **V-Label** ein. Dieses Label besteht aus einem gelben Kreis mit einem grünen V und der entsprechenden Klassifizierung: »vegetarisch«, also mit Eiern und Milch, »milchfrei«, »eifrei« oder »vegan«, also ohne tierische Inhaltsstoffe.

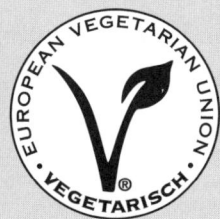

ebenso überdenken wie die Ausbeutung und Unterdrückung von Frauen und Menschen, deren sexuelle Identität nicht der von der Masse vorgegebenen Norm entspricht.

SARA: Es geht uns ganz generell darum, Überzeugungen in Frage zu stellen, die in unserer Gesellschaft als »normal« gelten, und nicht einfach blind dem Mainstream zu folgen. Denn nur weil etwas dem Standard entspricht, muss es noch lange nicht »richtig« sein. Tatsächlich haben Überzeugungen, die wir als allgemeingültig hinnehmen, oft sehr wenig mit der Realität zu tun. Die meisten Menschen gehen zum Beispiel davon aus, dass der Konsum von Fleisch und anderen tierischen Produkten gesund ist. Das stimmt aber nicht. Im Gegenteil: Setzt man sich mit den Statistiken auseinander, zeigen diese klar und deutlich, dass ernährungsbedingte Krankheiten die Todesursache Nummer eins in westlichen Gesellschaften sind.

Wir haben unseren Laden bewusst queer, feministisch, umweltfreundlich und vegan gestaltet. So weisen wir auch auf die genannten Denkfehler hin. Man könnte sagen: Fragen zu stellen und gesellschaftliche Normen zu hinterfragen ist unser Konzept.

ANNE BONNIE: Der Veganismus kommt mehr und mehr im Mainstream an, doch bislang ist das Konzept hauptsächlich auf die Ernährung beschränkt. Vielen Menschen ist gar nicht bewusst, dass viele Gebrauchsgegenstände mithilfe von tierischen Inhaltsstoffen produziert werden. Auch viele unserer Kunden haben darüber noch nie nachgedacht. Weil unser Laden aber explizit auch vegan ist, kommen wir mit vielen Menschen, die bei uns einkaufen, ins Gespräch und können sie zum Nachdenken anregen. Wir betreiben also Aufklärungsarbeit in einem sehr ganzheitlichen Sinne.

Anne Bonnie Schindler und Sara Rodenhizer, beide Jahrgang 1980, betreiben seit 2011 den queer-feministischen Sexshop Other Nature in Berlin und führen dort fast ausschließlich vegane Produkte.

VEGAN SEIN HEISST ANDERS SEIN

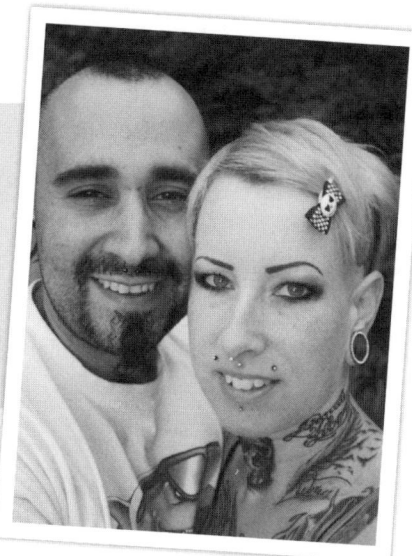

Marco und Tina Maas betreiben das vegane Tattoostudio »Farbenwelt« im saarländischen Völklingen. Für ihren eigenwilligen Lebensstil müssen sie oft kämpfen.

TINA: Es hat ein ganzes Jahr gedauert, bis meine Familie akzeptiert hat, dass ich kein Fleisch mehr essen will. Ich war 15 und hatte eine Dokumentation über die Zustände im Verladehafen in Triest im Fernsehen gesehen. Dort wurde gezeigt, wie die lebenden Rinder, schreiend und brüllend und mit weit aufgerissenen Augen, an den Beinen festgekettet und dann an den Hinterläufen hochgezogen werden, um sie auf die Lastwagen zu verladen, die sie zum Schlachthof bringen. Ich hatte den Schock meines Lebens und bin heulend vor dem Fernseher zusammengebrochen. Danach wurde mir schlecht, wenn ich Fleisch essen sollte. Ich habe es noch ein paarmal halbherzig versucht, aber es ging einfach nicht mehr. Meine Familie war entsetzt.

»Kind, das kannst du nicht machen!«, hieß es. »So kannst du dich nicht gut ernähren!« und »Das machen wir nicht mit«. Weil ich mir aber nichts aufzwingen lassen wollte, beschloss ich, mich zu verweigern. Ich habe nur noch gegessen, was ich essen wollte, den Rest ließ ich stehen. Am schlimmsten war das für meine Oma. Die war früher Bäuerin und hatte einen Hof mit ein paar Milchkühen. Für sie stand fest: »Ohne Fleisch wird aus dem Kind nichts.« Sie hat gedacht, wenn ich kein Fleisch zu mir nehme, verkümmere ich wie eine Primel. Also hat sie ein paarmal versucht, mir püriertes Fleisch heimlich unters Gemüse zu mischen. Als ich dahinterkam, gab es natürlich Streit.

Nach etwa einem Jahr voller Diskussionen hatte meine Mutter ein Einsehen und begann, mir vegetarische Kost zuzubereiten. Damals gab es bei Weitem noch nicht so viel Auswahl wie heute. Unser kleiner Metzger im Ort hatte Gemüsefrikadellen und im Reformhaus in Saarlouis gab es vegetarische Burger. Die konnte ich zwar bald nicht mehr sehen, aber immerhin hat meine Mutter sie mir regelmäßig gekauft.

MARCO: Als ich Tina 2006 kennenlernte, war es mir egal, dass sie Vegetarierin ist. Mein Vater ist Projektmanager im Leitungsbau bei Siemens. Deshalb war meine Familie schon viel in der Welt unterwegs. Fleisch, Fisch, Meeresfrüchte, das war für mich alles ganz normal. Ich habe auch einige Jahre in den USA gelebt und war dort das typische Fast-Food-Kind.

TINA: Marco war Fleischesser ohne Rücksicht auf Verluste. Der hat einfach alles in sich hineingeschaufelt und kannte kein Pardon. Als ich ihn kennenlernte, war das für mich okay. Ich wollte ihm meinen Lebensstil nicht aufdrängen. Zwar aß ich selbst kein Fleisch, aber wenn er wollte, habe ich sogar welches für ihn zubereitet. Heute würde mir das schwerfallen, aber damals war es okay.

MARCO: Dass auch ich irgendwann kein Fleisch mehr essen konnte, hat einen ganz anderen Grund. Ich war von 1997 bis 2002 Zeitsoldat bei der Bundeswehr und als solcher auch bei Auslandseinsätzen dabei. Kriegseinsätzen, wie man in meinen Augen richtigerweise sagen müsste. Meine Einsatzgebiete waren Bosnien und Serbien. Gemeinsam mit meinen Kameraden wurde ich Zeuge davon, wie UN-Soldaten weitere Massengräber in Srebrenica entdeckten. Schon im Juli 2005 hatte es dort ein schreckliches Massaker gegeben. Die serbische Armee unter der Führung von Ratko Mladić hatte gemeinsam mit der Polizei und serbischen Paramilitärs ungefähr 8000 Bosniaken ermordet, fast ausschließlich Männer und Jungen zwischen 13 und 78 Jahren. Auch danach kam es immer wieder zu Massenhinrichtungen in der Gegend. Wir bargen später die Leichen. Genaueres erzähle ich lieber nicht. Es fällt mir immer noch sehr schwer, darüber zu sprechen.

Srebrenica war nur ein Erlebnis von vielen. Sagen wir so, in dieser Zeit habe ich begriffen, wozu Menschen in der Lage sind, welch unvorstellbar schreckliche Dinge sich Menschen gegenseitig antun können. Während des Kriegs und auch in den Jahren danach hat mich das eigentlich alles ziemlich kaltgelassen. Erst als Tina und ich schon verheiratet waren, kamen die Dinge plötzlich wieder hoch.

Ich hatte einen amerikanischen Soldaten kennengelernt, der mein Freund wurde. Er war der Erste, mit dem ich über meine Erlebnisse sprechen konnte. Wir haben viele schlimme Erfahrungen geteilt und wussten einfach, wovon der andere redet. In diesen Gesprächen habe ich zum ersten Mal kapiert, dass etwas nicht in Ordnung ist. Aber es gab auch viele Situationen in meinem Alltag, die mich irritierten. Einmal stand ich zum Beispiel mit dem Akkuschrauber in der Hand auf unserer Veranda und wollte etwas reparieren. Da flog ein Vogel übers Dach und ohne nachzudenken, ging ich in Deckung und zielte mit dem Akkuschrauber auf den Vogel, als wäre ich in dem Moment ein ferngesteuerter Roboter und gar nicht ich selbst.

Eine weitere Folge von damals ist, dass ich den Geruch von verbranntem Fleisch nicht mehr ertragen kann. Dieser Geruch hat sich so sehr in meinem Kopf festgesetzt, dass ich ihn nicht mehr mit etwas anderem assoziieren kann. Wenn sich jemand in meiner Nähe ein Schnitzel brät, wird mir speiübel. Da läuft mir richtig die Spucke im Mund zusammen und ich muss sofort flüchten, sonst muss ich mich übergeben. Auch den Geruch von rohem Fleisch an der Fleischtheke halte ich kaum noch aus.

TINA: Besonders schlimm ist es bei ihm, wenn ich rohes Hackfleisch für die Igel brate. Wir betreiben nämlich eine private Auffangstation für Wildtiere und versorgen unter anderem Igel, die verletzt oder krank sind oder noch nicht schwer genug, um durch den Winter zu kommen. Kürzlich haben wir sogar Deutschlands erste Igelklappe bei uns installiert. Nun kann man die Tiere auch bei uns abgeben, wenn wir wegen der Arbeit nicht zu erreichen sind. Obwohl Marco und ich beide vegan leben, füttern wir die Igel weiterhin mit Fleisch. Weil die Tiere meist krank und geschwächt sind, wollen wir sie nicht zusätzlich mit einer Ernährungsumstellung belasten, bei der sie womöglich Durchfall bekommen. Daher füttern wir vorwiegend Hackfleisch, Schnecken und Würmer.

MARCO: Je mehr ich mich mit meiner Vergangenheit beschäftigt habe, desto stärker wurde dieser Reflex. Tina hat anfangs immer für sich vegetarisch und für mich mit Fleisch gekocht. Irgendwann habe ich von selbst gesagt: »Wenn du das nächste Mal was machst, dann brauchst du mir nichts extra zu kochen. Ich esse einfach bei dir mit.« Seitdem geht es mir viel besser.

TINA: Vegan zu leben war für mich lange Zeit überhaupt kein Thema. Im Gegenteil, wenn mich vor drei, vier Jahren jemand gefragt hat: »Bist du Vegetarier oder Veganer?«, habe ich immer geantwortet: »Ich bin nur Vegetarier, ich bin doch nicht bekloppt!« Ich war einfach der Meinung, wenn ich Biomilch und Bioeier kaufe, werden die Tiere nicht gequält. Aus heutiger Sicht muss ich sagen, ich habe damals einfach nicht über den Tellerrand geguckt.

Dann haben wir Leute von den »Tierversuchsgegnern Saar«, kurz TVG Saar kennengelernt. Die veranstalten regelmäßig einen großen veganen Brunch, zu dem jeder kommen kann. Für ziemlich wenig Geld kann man dort so viel essen, wie man möchte, und hört sich währenddessen einen Vortrag über Tierrechte oder Veganismus an. Da sind wir hingegangen, recht skeptisch zwar, aber wir wollten uns das mal ansehen. Wenn ich ehrlich bin, dachte ich, wir kommen da hin und da stehen dann Brot und ein paar vegane Aufstriche auf dem Tisch und das war's. Wir haben also mit einer eher traurigen Veranstaltung gerechnet.

Als wir dann dort waren, haben wir uns erst mal angeguckt und gedacht, wir wären am falschen Ort gelandet. Da standen Sahnetorten und mit Käse überbackene Aufläufe auf dem Tisch. Ich war echt verwundert, denn ich hatte damals noch keine Ahnung, dass man auch ganz normale Gerichte auf veganer Basis kreieren kann. Als wir wieder heimfuhren, waren wir beide dermaßen vollgefressen und satt, dass wir dachten, wir könnten die nächsten drei Tage nichts mehr essen. Wir waren beide absolut positiv überrascht. Zwar fanden wir den Geschmack der ganzen Sojaprodukte anfangs etwas gewöhnungsbedürftig, aber nicht unbedingt schlecht. Also sind wir immer mal wieder hingegangen.

Ein halbes Jahr nach dem ersten Brunch waren wir zusammen auf einer Tattoo-Convention. Wir fahren sehr häufig zu solchen Veranstaltungen, denn wir haben Kunden aus ganz Deutschland, die bei solchen Gelegenheiten Termine ausmachen und sich etwas stechen

VEGAN SEIN HEISST ANDERS SEIN

lassen können. Ich tätowiere und Marco kümmert sich um die Organisation. Das ist auch hier in Völklingen unsere Arbeitsteilung.

Auf der Convention habe ich zu Marco gesagt: »Ich tätowiere mir jetzt die Veganblume auf den Arm.« Da sagte er: »Aber du bist doch gar keine Veganerin.« Und ich antwortete: »Doch, wenn ich mir die Veganblume gestochen habe, bin ich Veganerin.« Ich hatte schon Wochen zuvor immer wieder darüber nachgedacht, dass es einfach nicht genug ist, nur Vegetarierin zu sein. In diesem Moment war mein Wille dann so gefestigt, dass ich das auch durchziehen wollte und konnte. Das war im August 2011.

MARCO: Mir war das damals noch zu stramm. Auf Milch und Käse zu verzichten, konnte ich mir nicht so recht vorstellen. Also hat Tina zu Hause vegan gekocht, und wenn ich unterwegs war, habe ich mich vegetarisch ernährt.

TINA: Die Umstellung ist mir anfangs ganz schön schwergefallen. Ich koche und backe leidenschaftlich gerne, aber meine ersten veganen Gerichte und Kuchen sind alle in die Hose gegangen. Ich musste das richtig neu lernen. Mittlerweile klappt es genauso gut wie zuvor.

Dafür habe ich an anderer Stelle eine eklatante Verbesserung festgestellt. Bei mir wurde im August 2012 Diabetes festgestellt, und zwar Typ 1, also die Autoimmunerkrankung. Die vegane Ernährung wirkt sich absolut positiv auf meine Gesundheit aus. Ich muss im Gegensatz zu anderen Diabetikern meines Typs sehr selten Insulin spritzen, weil mein Blutzuckerspiegel dank der veganen Ernährung nur geringe Schwankungen aufweist. Auch meine Ärztin sagt, dass meine Werte sehr gut sind!

MARCO: Je intensiver Tina sich mit dem Thema befasst hat, desto mehr habe ich mich auch dafür interessiert. Nach und nach habe ich kapiert, dass eigentlich nur eine vegane Lebensweise wirklich konsequent ist. Im Januar 2012 habe ich Tina dann im Supermarkt beim Einkaufen angehalten und gebeten: »Wenn ich das nächste Mal etwas kaufen will, was nicht vegan ist, weise mich bitte darauf hin. Ich will das jetzt auch lernen.« Heute bin ich in vielen Dingen strenger als meine Frau. Zum Beispiel bei großen Konzernen, die ihre Lebensmittel in Tierversuchen testen. Coca-Cola hat das lange gemacht. In so einem Fall will ich mit dem ganzen Konzern und all seinen Unterfirmen nichts mehr zu tun haben. Die sind für mich gestorben.

Krass finde ich, dass mir niemand glaubt, dass sowohl meine Umstellung zum Vegetarier als auch die Umstellung zum Veganer meine eigene Entscheidung war. Alle denken sofort, dass Tina mich dazu gezwungen hat. Als könnte ich nicht selbst denken!

Als ich meinen Eltern damals erzählt habe, dass ich vegetarisch lebe, sind die total ausgeflippt. »Das kommt alles nur von deiner Frau«, hat meine Mutter gesagt. »Wenn ich dir was koche, dann schmeckt's dir doch auch.« Die wollten mir gar nicht zuhören. Mein Vater hat einen regelrechten Wutanfall bekommen. Dass ich Veganer geworden bin, haben sie gar nicht mehr mitbekommen, denn mittlerweile habe ich keinen Kontakt mehr zu meinen Eltern.

TINA: Generell ist das so eine Sache mit der Toleranz zwischen Fleischessern und Veganern. Mittlerweile finde ich das ziemlich schwierig. Natürlich weiß ich einerseits, dass ich lange Zeit auch nicht über meinen Tellerrand schauen wollte. Ich war 17 Jahre lang Vegetarierin und habe über die Milch- und Eierproduktion nicht nachgedacht. Aber heute, da ich das alles weiß, fallen mir so viele Dinge auf, die mich wütend machen.

Meine Mutter ist das beste Beispiel. Sie stammt von einem Bauernhof und hat keine Ahnung, wo die Milch herkommt. Das habe ich erst neulich festgestellt. Da sagte sie am Telefon zu mir: »Wenn die Kühe nicht gemolken werden, dann sterben sie doch.« Daraufhin fragte ich sie: »Mutti, du weißt aber schon, wann die Kuh Milch gibt, oder?« Sie: »Nee.« Dann habe ich ihr erklärt, dass die Milch eigentlich für das Kälbchen da ist und dass es ohne Kälbchen auch keine Milch gibt. Dann war erst mal Stille am anderen Ende der Leitung. Meine Mutter ist bestimmt kein Einzelfall. Ich glaube, dass es eine Menge Menschen in unserer Gesellschaft gibt, die nicht eine Sekunde ihres Lebens einen Gedanken an diesen Zusammenhang verschwenden. Wenn man sich dieser Zusammenhänge aber so deutlich bewusst ist wie wir, ist diese Ignoranz schwer zu ertragen.

Mittlerweile fällt es mir sogar schwer, ganz offen auf Menschen zuzugehen, die ich neu kennenlerne und die keine Veganer sind. Die kann ich nett und sympathisch finden, aber ich weiß dennoch, dass wir keine wirklich engen Freunde werden. Dazu ist die Kluft zwischen mir und denen einfach zu groß. Natürlich habe ich auch sehr gute alte Freunde, die Fleisch essen, aber das ist etwas anderes. Die kenne ich schon so lange und wir haben eine gemeinsame Geschichte, haben viele Erlebnisse miteinander geteilt. Da war die Nähe schon vorher da. Mit neuen Leuten, die keine Veganer sind, geht das aber nicht. Das ist für mich heute ein No-Go.

Die größten Probleme habe ich mit der in meinen Augen völlig sinnbefreiten Klassifizierung von Tieren in Haus- und Nutztiere, die in unserer Gesellschaft herrscht. Da gibt es Leute, die investieren ihre komplette Freizeit und Liebe in die Rettung von Straßenhunden. Und dann sitzen sie abends am Esstisch vor einem gebratenen Kotelett. Während sie das Kotelett verspeisen, klopfen sie sich gegenseitig auf die Schulter und loben sich für die tolle Rettung der Straßenhunde. In meinen Augen ist das total krank. Eine Perversion, die ich einfach nicht nachvollziehen kann.

MARCO: Im Gegensatz zu Tina habe ich es aufgegeben, mit den Menschen, die es nicht verstehen wollen, zu diskutieren. Wir sind beide wegen unseres Aussehens und der vielen Tattoos durch eine harte Schule gegangen, was die schiefen Blicke, die abschätzigen Kommentare und die Vorurteile anderer Menschen betrifft, sodass ich mir mittlerweile denke: »Lass sie reden!« Warum soll ich fremden Menschen mein Innerstes offenbaren?

Wir werden auch immer wieder schräg angeguckt, weil wir so viele Tiere haben. Früher haben wir uns nicht nur um Wildtiere gekümmert, sondern haben auch verletzte oder verwaiste Hunde und Katzen bei uns aufgenommen. Einige davon haben wir behalten. Im Moment leben wir mit vier Katzen und vier Hunden und einer ganzen Reihe weiterer Tiere zusammen. Darunter auch einige Vogelspinnen.

TINA: Marco hat recht. Ich versuche mir den Atem auch meist zu sparen, wenn ich das Gefühl habe, dass jemand gar nicht offen ist für das Thema. Zwar würde ich in vielen Fällen am liebsten sagen: »Meine Güte! So doof kann man doch gar nicht sein, dass man das nicht kapiert! Siehst du nicht, wie pervers das ist, was du machst?«, aber ich will auch niemanden vor den Kopf stoßen. Also halte ich mich zurück und nutze stattdessen lieber meine Arbeit, um meine Idee vom Veganismus zu verbreiten.

Seit August 2012 betreibe ich mein Tattoostudio offiziell vegan. Dabei geht es nicht in erster Linie um die Farben, denn die Farben, die in Deutschland zugelassen sind, sind gemäß den Bestimmungen in den allermeisten Fällen ohnehin vegan. Natürlich kann man sich nicht immer sicher sein, woher ein Tätowierer seine Farben bezieht. Das können unter Umständen auch Fake-Produkte aus China sein. Da muss man sich im Zweifelsfall beim Tätowierer erkundigen.

Problematisch wird es aber bei der Stencilflüssigkeit, der Seife und den Nachsorgeprodukten. Die Stencilflüssigkeit benötigt man, um die Blaupause des Motivs, das man zuvor auf Papier aufgezeichnet hat, auf die Haut aufzubringen, sodass man das Motiv anschließend tätowieren kann. Da gibt es unterschiedliche Hersteller und Verfahren und nicht alle Produkte sind frei von tierischen Inhaltsstoffen. Dasselbe gilt für die Seife, die man zum Tätowieren braucht. Während man ein Tattoo sticht, sprüht man die Stelle immer wieder mit einem Gemisch aus Wasser, Desinfektionsmittel und Seife ein, um die überschüssige Farbe wegzuwischen. Die Seife, die hier beigegeben wird, kann tierische Inhaltsstoffe enthalten. Auch bei der Vaseline und den Cremes, die viele Tätowierer ihren Kunden empfehlen, um das frisch gestochene Tattoo ordentlich zu pflegen, muss man als Veganer aufpassen. Viele dieser Mittel enthalten Wollwachs, ein Sekret aus der Talgdrüse des Schafs, oder Panthenol, das sowohl pflanzlichen als auch tierischen Ursprungs sein kann.

Ein Tätowierer, der nicht selbst vegan lebt oder für dieses Thema nicht sensibilisiert ist, wird bei der Auswahl seiner Produkte nicht darauf achten, ob darin tierische Inhaltsstoffe enthalten sind. Wir hingegen tun das sehr bewusst. Das komplette Studio ist ohne tierische Materialien eingerichtet, also ohne Leder oder Felle, wie man sie oft in anderen Studios findet. Als Stencilflüssigkeit verwenden wir ausschließlich als vegan ausgewiesene Produkte und die Seife, die ich beigebe, ist biologisch hergestellt und enthält keine tierischen Inhaltsstoffe. Für die Nachsorge gebe ich meinen Kunden Ringelblumensalbe oder ein Produkt mit, das ausschließlich aus Frucht- und Kokoswachsen besteht.

Marco und Tina Maas, Jahrgang 1977 und 1978, betreiben das vegane Tattoostudio »Farbenwelt« im saarländischen Völklingen. In ihrer Freizeit pflegen und versorgen die beiden verletzte und verwaiste Wildtiere. Dazu haben sie den Verein »Haus der Hoffnung e.V.« gegründet.

DER VEGAN-HYPE NERVT!

Die Münchner Gastronomin Sandra Forster eröffnete 2008 das erste vegane Restaurant Deutschlands. Heute würde sie das nicht mehr tun.

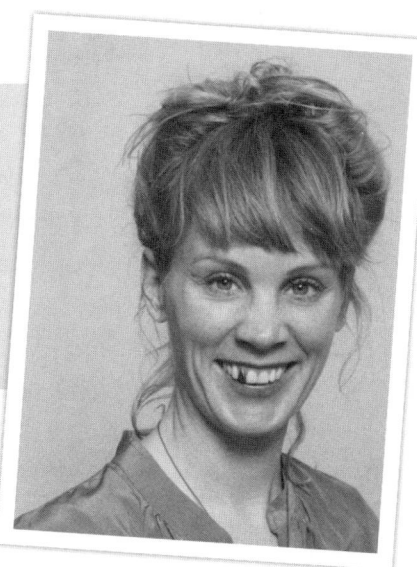

Vegan geworden bin ich durch mein erstes veganes Restaurant, das »Zerwirk«. Das Restaurantkonzept war die Idee meines langjährigen Freundes und Geschäftspartners Michi Kern, eines Münchner Gastronomen, der schon seit vielen Jahren Yoga praktiziert und unterrichtet und der sich mit dem Prinzip von Ahimsa, der Gewaltlosigkeit gegenüber allen Lebewesen, auseinandergesetzt hatte. Auf seinen Reisen nach New York und Kalifornien hatte Michi schon einige vegane Restaurants kennengelernt und 2004 kam er mit der Idee auf mich zu, in München das erste vegane Restaurant Deutschlands zu eröffnen. Weil auch ich schon lange Vegetarierin war, war ich sofort überzeugt.

Wir hatten die seltene Möglichkeit, das Zerwirk-Gewölbe direkt in der Münchner Innenstadt anzumieten, das zweitälteste Gebäude der Stadt. Früher wurde dort das Wild verarbeitet, das bei den Hofjagden erlegt worden war. Daher stammt auch der Name. »Zerwirken« kommt aus der Jägersprache und heißt so viel wie »zerlegen« oder »zerteilen«. Für das Restaurant, das wir an diesem historischen Ort eröffnen wollten, suchten wir nach einem Gastronomiekonzept, das uns ein Alleinstellungsmerkmal sichern würde. Ein veganes Restaurant an einem Ort aufzumachen, an dem früher Tiere zum Ausbluten hingen, fanden wir damals ziemlich gut. Also begann ich mich in das Thema einzulesen, und weil mir alles, was ich las, ziemlich logisch erschien, habe ich meine Ernährung sehr bald umgestellt.

Als das Restaurant 2005 eröffnete, wussten die wenigsten Menschen in München, was Veganismus überhaupt ist. Wir hatten Probleme, einen veganen Koch zu finden, denn die gab es damals eigentlich noch nicht. Wie auch? Eine Ausbildung zum veganen Koch existiert bis heute nicht. Und wir mussten den Gästen wahnsinnig viel erklären. Was Seitan oder Tempeh ist zum Beispiel, dass man Nachspeisen auch hervorragend aus Sojasahne herstellen kann, dass die meisten Weine und Champagner nicht vegan sind, weil sie mit Eiweiß geklärt werden, und ganz generell, dass man auch vegan gehobene Küche genießen und einen schönen Abend verbringen kann. Trotz aller Schwierigkeiten wurde das Restaurant sehr gut angenommen.

Fleischkonsum in Deutschland

Gemäß dem Fleischatlas 2013, den die Heinrich-Böll-Stiftung gemeinsam mit dem Bund für Umwelt- und Naturschutz (BUND) herausgab, isst jeder Deutsche in seinem Leben durchschnittlich 945 Hühner, 46 Schweine, 46 Puten, 37 Enten, 12 Gänse, 4 Rinder und 4 Schafe – insgesamt also 1094 Tiere.

Nach Jahren des Wachstums ist die Fleischproduktion in Deutschland 2012 erstmals wieder zurückgegangen. Wie das Statistische Bundesamt ermittelte, sank die produzierte Menge von 8,2 auf 8 Millionen Tonnen – das entspricht einem Minus von 1,9 Prozent. Laut der unabhängigen Agrarmarkt-Informations-Gesellschaft (AMI) war auch der Fleischkonsum im vergangenen Jahr merklich rückläufig. Insgesamt ging der Absatz um 1,5 Prozent zurück, berichtete *Der Tagesspiegel* im Februar 2013.

DER VEGAN-HYPE NERVT!

> Rückläufig war der Statistik zufolge vor allem die Produktion von Schweinefleisch. Insgesamt wurden knapp 5,5 Millionen Tonnen produziert, das waren 2,5 Prozent weniger als im Vorjahr. Beim Konsum zeigt sich die gleiche Tendenz: Auch hier verzichteten die Verbraucher in erster Linie auf Schweinefleisch, davon wurden bundesweit 2 Prozent weniger verzehrt. Der Wurstkonsum ging sogar um 2,8 Prozent zurück.
>
> Dass dahinter tatsächlich ein Sinneswandel steckt, belegt eine Umfrage des Marktforschungsinstituts Emnid, bei der 51 Prozent der Deutschen angaben, ihren Fleischkonsum einschränken zu wollen. Jedoch muss man bedenken, dass solche Statistiken bisweilen nur abfragen, was man »soziale Erwünschtheit« nennt: Es ist gut möglich, dass die Befragten in erster Linie eine Antwort geben, die sie in einem guten Licht erscheinen lässt. Ob sie den Tatsachen entspricht, lässt sich nicht nachprüfen.
>
> Für einen Sinneswandel sprechen aber die Zahlen der Biobranche. Gegen den Trend hat hier der Fleischabsatz 2012 zugelegt. So kauften die deutschen Haushalte 18 Prozent mehr rotes Biofleisch – also Rind, Schwein, Schaf und Ziege –, elf Prozent mehr Biogeflügel und acht Prozent mehr Biowurst. In einer Infratest-Umfrage für das Bundesverbraucherministerium gaben 89 Prozent der Befragten an, dass es ihnen »sehr wichtig« oder »wichtig« sei, dass Lebensmittel aus besonders tiergerechter Haltung stammen.

Das lag wohl in erster Linie daran, dass das »Zerwirk« von Anfang an nicht als Ökorestaurant konzipiert war, sondern als Laden mit sehr gemischtem Publikum, in dem es auch Alkohol gab und der sexy war. Und so kamen einfach alle: Michis Yoga-Community, eine Menge junge hippe Leute, ältere Menschen, die unser Essen aus gesundheitlichen Gründen interessant fanden, Neugierige, die sich das einfach mal anschauen wollten, und natürlich die Veganer, die es auch damals schon vereinzelt gab.

Im Nachhinein ist es schade, dass wir das Restaurant nur zwei Jahre betreiben konnten. Dass wir am Ende aufhören mussten, hatte im Grunde nichts mit der Küche zu tun, sondern war der Tatsache geschuldet, dass wir wegen Lärmbelästigung durch den Club im Keller massive Probleme mit den Anwohnern bekamen. Trotzdem kann man sagen, dass das »Zerwirk« den Grundstein für vieles gelegt hat, was danach in der veganen Gastroszene Deutschlands geschah. Surdham Göb, Björn Moschinksi und Peter Ludig, die später eigene vegane Restaurants in München und Berlin eröffneten, haben im »Zerwirk« gekocht. Und vermutlich haben wir auch ein Stück weit dazu beigetragen, dass Veganer heute nicht mehr von ganz so vielen Menschen als Freaks betrachtet werden.

Auch wenn es das Restaurant nicht mehr gibt, habe ich vieles von dem, was ich mir damals angeeignet habe, fortgeführt. Wenn ich jetzt einen neuen Laden eröffne, achte ich zum Beispiel darauf, dass es immer auch vegane Gerichte auf der Karte gibt und dass ich für die Inneneinrichtung ausschließlich vegane Materialien verwende. Trotzdem muss ich sagen, dass ich heute kein rein veganes Restaurant mehr aufmachen würde. Das Prädikat »vegan« ist für mich mittlerweile durch.

Wenn ein Trend seinen Zenit überschritten hat, merke ich das immer sehr deutlich an mir selbst. Ich kann ein Thema nicht mehr hören, wenn plötzlich jeder darüber spricht. Und wenn Leute wie Attila Hildmann auf den Plan treten und ein Phänomen massentauglich machen, ist es Zeit für mich, meine Zelte abzubrechen und etwas Neues zu versuchen. Ich mache einfach gerne neue Läden auf, die es so noch nicht gab und die deshalb spannend sind. Ich gehöre nicht zu den Menschen, die einem Trend hinterherlaufen, sondern bin eher jemand, der einen Trend zu setzen versucht. Natürlich bedeutet das nicht, dass ich in meinem nächsten Lokal wieder Schweinebraten verkaufen werde, denn vegan zu leben ist zu meiner persönlichen Überzeugung geworden. Allerdings würde ich ein veganes Restaurant heute nicht mehr als cooles, neues Konzept verkaufen, denn ganz ehrlich: Dieser Vegan-Hype nervt!

Das klingt vielleicht ein bisschen blöde, denn natürlich ist es eine positive Entwicklung, dass die Leute weniger Fleisch und andere tierische Produkte essen. Die Frage ist für mich eher, wie sehr man sein Vegansein vor sich hertragen muss. Michi und ich haben schon mit dem »Zerwirk« versucht, das Thema so unterschwellig wie möglich umzusetzen. Wir wollten in erster Linie ein gutes Restaurant machen, auch wenn es dort keine tierischen Produkte gab. Wir haben das weder groß drangeschrieben, noch haben wir es den Leuten ungefragt auf die Nase gebunden. Mit der Einstellung »gute Veganer gegen böse Fleischesser« macht man sich in meinen Augen in erster Linie wichtig und ich finde, das muss nicht sein.

Klar, auch ich will nicht dafür verantwortlich sein, dass Tiere schlecht behandelt und getötet werden. Natürlich mache ich mir Gedanken darüber, dass Massentierhaltungsbetriebe durch das viele Wasser, das dort verbraucht und kontaminiert wird, massiv zur Wasserknappheit auf unserem Planeten beitragen. Ich weiß, dass Fleischkonsum für das Klima weitaus schädlicher ist als der Verkehr. Mir ist bewusst, dass in Südamerika die Regenwälder abgeholzt werden, damit auf den gerodeten Flächen Soja angebaut werden kann, das zu über 90 Prozent an Tiere verfüttert wird, und dass dies die Welthungerproblematik verschärft. All diese Gründe haben auch mich vor Jahren überzeugt. Deshalb bekommt selbst Vier, die Hundedame, die mich nun schon seit 12 Jahren begleitet, veganes Futter. Auch die Herstellung von Tiernahrung ist längst kein Nebenzweig der Fleischproduktion mehr, sondern eine milliardenschwere Industrie.

All das ist aber meine Sache. Ich will deshalb nicht ständig mit irgendjemandem diskutieren. Ich bin kein politischer Typ, der all diese Überzeugungen rausposaunen muss. Ich muss auch nicht ständig darüber schwadronieren, dass vegane Ernährung schlank und gesund macht, wie es manche tun. Darum geht es mir nicht. Natürlich isst man als Veganer tendenziell besser, weil man sich Gedanken über seine Ernährung macht und einfach mehr Obst, Gemüse und Hülsenfrüchte zu sich nimmt. Aber vegane Ernährung muss nicht zwangsläufig gesund sein. Im Gegenteil: Ich trinke Alkohol, ich rauche und ich esse gerne Chips. Das ist alles vegan. Dass Veganismus jetzt auch als Diät verkauft wird, finde ich befremdlich.

Die stärkste Waffe, die Veganer besitzen, ist ihre Marktmacht. Allein mit der Entscheidung, was wir täglich kaufen und konsumieren, führen wir eine Veränderung herbei. Das ganze Theater drum herum braucht man dazu nicht. Erst neulich habe ich auf Facebook von einem Beispiel gelesen, das meine Theorie bestätigt. In meinem Viertel gab es bis vor Kurzem einen Metzger der ganz üblen Sorte. Dort konnte man für extrem wenig Geld ziemlich viel Fleisch einkaufen. Schweinebauch für einen Euro und dergleichen. Der Geruch, der aus diesem Laden auf die Straße drang, war entsprechend widerlich. Jetzt musste dieser Metzger schließen. Daraufhin hat jemand wütend gepostet: »Schon klar, dass der Metzger für die ganzen Bioveganer im Viertel eine Zumutung war.« Ich dachte nur: »Wie krass! Mittlerweile sind wir Veganer so Mainstream, dass es uns gelingt, einen Metzger zu vertreiben!« Ich weiß natürlich nicht, ob das tatsächlich der Grund war, aber die Vorstellung gefällt mir.

Immer mehr Menschen denken heute darüber nach, was sie essen, und stellen sich die sehr berechtigte Frage, wo ihr Fleisch herkommt. Wo sind diese ganzen Tierfabriken und was passiert dort? Fleisch ist mittlerweile zu einem der billigsten Nahrungsmittel geworden. Im Discounter bekommt man ein Suppenhuhn für 98 Cent. Ein ganzes Tier! Ist das nicht wahnsinnig traurig? Ein ganzes Lebewesen ist nicht mal einen Euro wert. Es muss doch auch mal ein bisschen Futter bekommen haben. Und sicherlich hat es auch Strom, Wasser und Sprit verbraucht. Dass da was nicht stimmen kann, fällt immer mehr Menschen auf.

Das Bewusstsein und die gesellschaftlichen Normen verändern sich und das ist gut so. Gleichzeitig nimmt der gesellschaftliche Druck, der sich allmählich aufbaut, bisweilen groteske Züge an. Ich kann mittlerweile nicht mehr zählen, wie oft ich schon die Sätze gehört habe: »Ich esse auch nicht mehr so viel Fleisch« oder »Ich kaufe mein Fleisch nur beim Biometzger«. Ständig sagen das Menschen zu mir. Dabei habe ich fast nie danach gefragt. Das ist interessant. Offenbar lösen Veganer mittlerweile bei vielen Fleischessern so eine Art Reflex aus. Sie wissen, dass Fleischkonsum moralisch verwerflich ist. Weil sie trotzdem gemocht werden wollen oder befürchten, dass man ihnen Vorhaltungen machen könnte, sagen sie dann so etwas. Dabei ist das in den meisten Fällen Quatsch. Es mag sein, dass die Menschen tendenziell weniger Fleisch essen als früher. Zumindest in den gebildeteren Schichten. Aber die allerwenigsten Fleischesser kaufen ihr Fleisch ausschließlich vom Biobauern. Das mag vielleicht zutreffen, wenn sie sich mal ein richtig gutes Steak gönnen. Dafür geben sie dann gerne viel Geld aus. Was die meisten Fleischesser aber nicht auf dem Schirm haben, ist das verarbeitete Fleisch. In der Kantine zum Beispiel, im Restaurant oder beim Fast-Food-Imbiss zwischendurch. Ich kenne keinen Fleischesser, der nachfragen würde, aus welchem Stall das Tier kommt, das er da auf seinem Teller hat, wie es behandelt wurde und wie es zu Tode gekommen ist. Trotzdem habe ich diese Sätze schon extrem oft gehört.

Sandra Forster, Jahrgang 1974, betrieb ein Tattoo- und Piercingstudio, bevor sie ihre erste Bar in München eröffnete. Seither hat sie schon einige Restaurants und Clubs besessen, darunter das »Zerwirk«, Deutschlands erstes veganes Restaurant. Heute betreibt sie das Restaurant »Roecklplatz« — ein Ausbildungsbetrieb für benachteiligte Jugendliche —, das vietnamesische Restaurant »Charlie« und den Club »Kong«.

GLOSSAR

Ahimsa	Sanskrit für »das Nichtverletzen«, die Gewaltlosigkeit. Ahimsa zählt zu den wichtigsten Grundprinzipien im Hinduismus, Jainismus und Buddhismus. Ahimsa kann als Verhaltensregel ausgelegt werden, die das Töten oder Verletzen von Lebewesen untersagt beziehungsweise darauf basiert, das Töten oder Verletzen von Lebewesen auf ein unumgängliches Minimum zu beschränken. Damit ist die Vorstellung verbunden, dass jede Gewaltausübung schlechtes Karma erzeugt und sich dadurch negativ auf die Zukunft des Täters auswirkt.
Amarant	Ein hirseähnliches Gewächs, das wie Getreide verwendet werden kann. Es zählt zu den ältesten Nutzpflanzen der Menschheit. Bei den Azteken, Inka und Maya waren die getreideähnlichen Amarantkörner neben Quinoa und Mais ein Hauptnahrungsmittel. Amarant ist glutenfrei und hat einen hohen Eisengehalt. Die biologische Wertigkeit der Proteine im Amarant übertrifft die der Milch.
Amuse-Gueule	Französischer Begriff für ein kleines Appetithäppchen vor dem Essen.
Asana	Sanskrit für »der Sitz«. Als Asanas bezeichnet man die verschiedenen Posen und Haltungen, die im Hatha-Yoga geübt werden.

BDSM	Sammelbezeichnung für sexuelle Vorlieben, die oft unschärfer als Sadomasochismus oder umgangssprachlich als SM oder Sado-Maso bezeichnet werden. Der Begriff BDSM setzt sich aus den Anfangsbuchstaben der englischen Bezeichnungen »Bondage« und »Discipline«, »Dominance« und »Submission«, »Sadism« und »Masochism« zusammensetzt. Er steht also für Fesselspiele und Disziplinierung, Dominanz und Unterwerfung, Sadismus und Masochismus.
Couchsurfing	Ein kommerzielles, aber kostenloses Gastfreundschaftsnetzwerk im Internet. Die Mitglieder nutzen die Website, um eine kostenlose Unterkunft auf Reisen zu finden oder um selbst eine Unterkunft anzubieten.
Crémant	Perlwein, der durch Flaschengärung *(méthode champenoise)* hergestellt wird, aber nicht aus der Anbauregion Champagne stammt.
DIY	»Do it yourself«, also »Mach's selbst«. Dahinter steckt die konsumkritische Idee, dass es besser ist, Dinge selbst herzustellen, statt sie zu kaufen.
Dörrgerät	Dörren ist vermutlich die älteste Konservierungsmethode überhaupt und bezeichnet verschiedene Verfahren zur Haltbarmachung von Lebensmitteln durch Lufttrocknung. Dörrgeräte oder -automaten werden in der rohveganen Küche verwendet, um Lebensmittel mithilfe eines warmen Luftstroms zu trocknen.
Empowerment	Englisch für »Ermächtigung, Übertragung von Verantwortung«. Empowerment bezeichnet Strategien und Maßnahmen, die den Grad an Autonomie und Selbstbestimmung im Leben von Menschen oder Gemeinschaften erhöhen und diese dazu befähigen sollen, ihre Interessen (wieder) eigenmächtig, selbstverantwortlich und selbstbestimmt zu vertreten.

GLOSSAR

Exorphine	In bestimmten Nahrungsmitteln enthaltene Stoffe, die ähnlich wie die körpereigenen Endorphine glücklich machen. Sie sind in Getreide, Milch, Kakao und Kaffee enthalten.
Fronthold	Gewichtheber-Disziplin, bei der eine Stange mit oder ohne Gewichte möglichst lange mit ausgestreckten Armen auf Brusthöhe vor dem Körper gehalten werden muss.
Gluten	Sammelbegriff für ein Stoffgemisch aus Proteinen, das im Samen einiger Arten von Getreide vorkommt. In Verbindung mit Wasser bildet Gluten sogenanntes Klebereiweiß, das Teiggerüst in Brot und Gebäcken. Nur aus Mehlen mit Gluten kann Brot in Form eines Laibs gebacken werden. Gegen Gluten kann auch eine Unverträglichkeit bestehen, die sogenannte Zöliakie, eine chronische Erkrankung der Dünndarmschleimhaut.
Glycerin	Gebräuchliche Bezeichnung von Propan-1,2,3-triol, einem Zuckeralkohol. Glycerin ist in allen natürlichen Fetten und fetten Ölen vorhanden und spielt eine zentrale Rolle als Zwischenprodukt in verschiedenen Stoffwechselprozessen. Als Lebensmittelzusatzstoff trägt es das Kürzel E422. Glycerin kann unter anderem aus tierischen Fetten hergestellt werden.
Greenwashing	Englisch für »grünwaschen«. Als Greenwashing bezeichnet man das Verhalten eines Konzerns, der sich nach außen hin den Anschein einer ökologisch-nachhaltigen Produktionsweise gibt, zum Beispiel durch Zertifikate und Labels, dessen Produkte diesen Kriterien aber in Wirklichkeit nicht entsprechen.
gustatorisch	Den Geschmackssinn betreffend.
Heteronormativität	Weltsicht, in der Heterosexualität als soziale Norm betrachtet wird.

Hummus	Paste aus pürierten Kichererbsen, Tahina (Sesam) und Olivenöl, die vorwiegend in arabischen Ländern und Israel gegessen wird.
Jieper	Plötzliche große Lust auf etwas, insbesondere auf etwas Essbares.
Jus	Französisch für »Saft«. Als Jus bezeichnet man in der gehobenen Gastronomie Bratensoße.
Keglift	Gewichtheber-Disziplin, bei der ein Fass gestemmt werden muss.
Mantra	Sanskrit für »Spruch, Lied, Hymne«. Ein Mantra bezeichnet eine meist kurze, formelhafte Wortfolge, die repetitiv rezitiert wird. Im Hinduismus, Buddhismus und Yoga ist das Rezitieren von Mantren während der Meditation sowie im Gebet üblich.
Metabolit	Zwischenprodukt in einem Stoffwechselvorgang.
Noriblätter	Nori ist die kulinarische Bezeichnung für getrocknete und später geröstete, als dunkelgrüne, quadratische, papierartige Blätter verkaufte Meeresalgen, die unter anderem benutzt werden, um Sushirollen herzustellen.
Karma	Sanskrit für »Wirken, Tat«. Karma bezeichnet ein spirituelles Konzept, nach dem jede Handlung – physisch wie geistig – unweigerlich eine Folge hat. Diese muss nicht im aktuellen Leben wirksam werden, sondern kann sich auch erst in einem der nächsten Leben manifestieren.

GLOSSAR

Kasein	Proteine in Quark und Käse, die, wenn sie gerinnen, für eine feste Konsistenz sorgen. Kasein wird nicht nur als Lebensmittel, sondern auch als Bindemittel und pharmazeutischer Hilfsstoff verwendet.
Osho	»Rajneesh« Chandra Mohan Jain (1931 bis 1990) war ein indischer Philosoph und Begründer der Neo-Sannyas-Bewegung. Er nannte sich zuerst Acharya Rajneesh (Mitte der 1960er bis Anfang der 1970er Jahre), danach Bhagwan Shree Rajneesh (bis Ende 1988) und von 1989 bis zu seinem Tod Osho.
queer	Im amerikanischen Englisch bedeutet *queer* so viel wie »seltsam, sonderbar, leicht verrückt«, aber auch »gefälscht, fragwürdig«. Als Verb wird es gebraucht für »jemanden irreführen, etwas verderben oder verpfuschen«, substantivisch steht es zum Beispiel für Falschgeld. Umgangssprachlich ist und war *queer* ein Schimpfwort für Homosexuelle. Mittlerweile hat das Wort jedoch eine Neubewertung erfahren und gilt nun als Sammelbegriff für Menschen, die sich als schwul, lesbisch, bisexuell, intersexuell, transgender, pansexuell, asexuell und vieles mehr begreifen. Im Vergleich zu Identitäten wie lesbisch oder schwul liegt beim Begriff *queer* die Betonung auf der eigenen, von der Heteronormativität abweichenden Geschlechterrolle, Geschlechtsidentität bzw. Lebensweise.
Quinoa	Nahrungsmittel aus Südamerika. Die senfkorngroßen Samen haben eine getreideähnliche Zusammensetzung, daher wird Quinoa, ebenso wie Amarant, als glutenfreies Pseudogetreide bezeichnet. Botanisch zählt Quinoa aber zu den Fuchsschwanzgewächsen und ist damit eher mit Spinat oder Rüben verwandt. Der Gehalt an Eiweiß und einigen Mineralien, besonders Magnesium und Eisen, übertrifft den gängiger Getreidearten.

Raw Powerlifting	Gewichtheben ohne spezielles Equipment.
Sannyas	Eine von der spirituellen Suche bestimmte Lebensart. Sannyasin bezeichnet im Hinduismus einen Menschen, welcher der Welt entsagt hat und in völliger Besitzlosigkeit lebt. Sein ganzes Streben ist auf die Befreiung vom Karma und aus dem Kreislauf von Geburt und Tod durch Vereinigung mit Gott oder der höchsten Wirklichkeit gerichtet.
Seitan	Produkt aus Weizeneiweiß (Gluten) mit fleischähnlicher Konsistenz. Zur Herstellung wird Weizenmehl mit Wasser zu einem Teig verknetet und nach einer Ruhezeit durch wiederholtes Kneten unter Wasser ausgewaschen, sodass dem Teig nach und nach ein Großteil der Stärke entzogen wird und eine zähe, glutenreiche Masse zurückbleibt. Seine fleischartige Konsistenz und seinen Geschmack erhält Seitan durch das Kochen oder Dampfgaren der Rohmasse in einer Marinade, die traditionell aus Sojasauce, Algen und Gewürzen besteht.
Seltene Erden	Zu den Metallen der seltenen Erden gehören die chemischen Elemente der dritten Nebengruppe des Periodensystems (mit Ausnahme des Actiniums) und die Lanthanoide – insgesamt also 17 Elemente.
Speziesismus	Wortneuschöpfung aus Spezies und -ismus, die, erstmals 1970 von dem britischen Psychologen Richard Ryder verwendet wurde. Der australische Philosoph Peter Singer definiert den Begriff wie folgt: »Speziesismus […] ist ein Vorurteil oder eine Haltung der Voreingenommenheit zugunsten der Interessen der Mitglieder der eigenen Spezies und gegen die Interessen der Mitglieder anderer Spezies.«

GLOSSAR

Spuckis — Aufkleber, die im Gegensatz zu richtigen Stickern nicht mit einer selbstklebenden Fläche versehen sind, sondern ähnlich wie Briefmarken einseitig vorgummierte Klebeflächen haben. Diese werden zum Beispiel durch Anlecken befeuchtet und können dann auf möglichst saubere und glatte Flächen geklebt werden.

Tempeh — Tempeh ist ein proteinreiches Nahrungsmittel aus Indonesien und wird aus fermentierten Sojabohnen hergestellt. Meist wird Tempeh zu einer wurstförmigen Rolle oder zu länglichen Blöcken gepresst. Anschließend wird es in Scheiben geschnitten, in würziger Soße oder Salzwasser mariniert und in heißem Öl gebacken oder frittiert.

Tofu — Ein ursprünglich chinesisches Nahrungsmittel, das aus weißem Sojabohnenteig hergestellt wird. Der Quark, der daraus hervorgeht, wird entwässert und anschließend zu Blöcken gepresst. Das Verfahren ist der Käseherstellung aus Milch sehr ähnlich.

Vokü — Volxküche wird in der linksalternativen Szene ein regelmäßig ein- bis mehrmals wöchentlich stattfindendes Gruppenkochen genannt, bei dem das Essen zum Selbstkostenpreis oder sogar darunter ausgegeben wird.

WEITERFÜHRENDE LITERATUR

Bücher über Ethik in der Nahrungsmittelproduktion
- Duve, Karin: *Anständig essen*, Galiani, 2010
- Foer, Jonathan Safran: *Tiere essen*, Kiepenheuer & Witsch, 2010
- Grabolle, Andreas: *Kein Fleisch macht glücklich: Mit gutem Gefühl essen und genießen*, Goldmann, 2012
- Joy, Melanie: *Warum wir Hunde lieben, Schweine essen und Kühe anziehen: Karnismus – eine Einführung*, Compassion Media, 2013

Fachliteratur
- Campbell, T. Colin; Campbell, Thomas M.: *China Study: Die wissenschaftliche Begründung für eine vegane Ernährungsweise*, Systemische Medizin AG, 2011
- Dahlke, Rüdiger: *Peace Food: Wie der Verzicht auf Fleisch und Milch Körper und Seele heilt*, Gräfe & Unzer, 2012
- Gannon, Sharon: *Yoga und Vegetarismus: Fleischlos zur Erleuchtung*, Theseus in J. Kamphausen, 2012
- Mellinger, Nan: *Fleisch: Ursprung und Wandel einer Lust. Eine kulturanthropologische Studie*, Campus, 2000
- Patanjali: *Das Yogasutra: Von der Erkenntnis zur Befreiung*, Theseus, 2009
- Rinas, Bernd-Udo: *Veganismus. Ein postmoderner Anarchismus bei Jugendlichen?*, Archiv der Jugendkulturen Verlag, 2012
- Singer, Peter: *Animal Liberation. Die Befreiung der Tiere*, Rowohlt Verlag, 1996
- Tolstoi, Leo; Wichmann, Clara; Reclus, Elisée; Schwantje, Magnus: *Das Schlachten beenden! Zur Kritik der Gewalt an Tieren. Anarchistische, feministische, pazifistische und linkssozialistische Traditionen*, Verlag Graswurzelrevolution, 2010
- Wild, Markus: *Tierphilosophie zur Einführung*, Junius Verlag, 2013

Filme

- Braun, Peter: *Bekenntnisse eines Ökoterroristen*, Ascot Elite Home Entertainment, 2012
- Fulkerson, Lee: *Gabel statt Skalpell – Gesünder leben ohne Fleisch*, Polyband/WVG, 2012
- Geyrhalter, Nikolaus: *Unser täglich Brot*, Nikolaus Geyrhalter Filmproduktion, 2007
- Hennelly, Denis: *Bold Native. A Film about Animal Liberation*, Gather Films, Open Road Films, 2010
- Imhoof, Markus: *More than Honey*, Senator, 2013
- Kenner, Robert: *Food Inc. Was essen wir wirklich?*, Magnolia Pictures, Participant Media, River Road Entertainment, 2008
- Marks, Gregg: *May I be Frank*, Cinema Libre Studio, 2013
- Marshall, Liz: *The Ghosts in Our Machine*, Ghost Media Inc., 2013
- Monson, Shaun: *Earthlings*, Nation Earth, 2005, http://earthlings.com/
- Psihoyos, Louie: *The Cove*, Lionsgate, Roadside Attractions, 2009
- Serreau, Coline: *Der grüne Planet – Besuch aus dem All*, Les Films Alain Sarde, TF1 Films Production, 1996
- Wagenhofer, Erwin: *We Feed the World – Essen global*, Allegro Film, 2005
- Wolfson, Marisa Miller: *Vegucated*, Get Vegucated LLC, Kind Green Planet, 2010

Kinderbücher

- Roth, Ruby: *Warum wir keine Tiere essen: Ein Buch über Veganer, Vegetarier und alles Lebendige*, Echo Verlag, 2010

Kochbücher

- Bretsch, Katharina: *Kochen ohne Tiere*, Christian, 2012
- Forster, Sandra: *Das vegane Kochbuch*, Blumenbar, 2009
- Göb, Surdham: *Meine vegane Küche: Surdhams Kitchen*, AT, 2013
- Göb, Surdham: *Meine veganen Superfoods*, AT, 2013
- Hartanto, Josita: Vegan genial: *Aufregend anders kochen*, NeunZehn, 2013
- Hildmann, Attila: *Vegan Forever Young. Die Attila Hildmann Triät. Schlanker, gesünder und messbar jünger in 60 Tagen*, Becker Joest Volk, 2013

WEITERFÜHRENDE LITERATUR

- Hildmann, Attila: *Vegan for Fit: Die Attila Hildmann 30-Tage-Challenge*, Becker Joest Volk, 2012
- Hildmann, Attila: *Vegan for Fun: Vegane Küche, die Spaß macht*, Becker Joest Volk, 2011
- Jury, Jean-Christian: *Vegan für Genießer*, Umschau, 2011
- Just, Nicole: *La Veganista: Lust auf vegane Küche – 100 leckere Rezepte von Frühstück bis Abendessen*, Gräfe & Unzer, 2013
- Just, Nicole: *Vegan backen. Mit Liebe, aber ohne Ei*, Gräfe & Unzer, 2013
- Kaufmann, Sarah: *Vegan Guerilla: Die Revolution beginnt in der Küche*, Compassion Media, 2011
- Moschinski, Björn: *Hier & jetzt vegan: Marktfrisch einkaufen, saisonal kochen*, Südwest, 2013
- Moschinski, Björn: *Vegan kochen für alle*, Südwest, 2011
- Renner, Claudia: *Rohvegan. Ich ess' Blumen*, Compassion Media, 2013
- Silverstone, Alicia: *Meine Rezepte für eine bessere Welt. Bewusst genießen, schlank bleiben und die Erde retten – Mit 120 veganen Gerichten*, Arkana, 2011
- Steen, Celine; Newman, Joni Marie: *Vegan kochen – So klappt die Umstellung*, Dorling Kindersley Verlag, 2012

Organisationen
- www.eotopia.org
- www.foodsharing.de
- www.vebu.de
- www.vegansociety.com
- www.veganstrength.org
- www.peta.de
- www.provegan.info

Ratgeber
- Bolk, Patrick: *Ab heute vegan: So klappt dein Umstieg. Ein Wegweiser durch den veganen Alltag*, Ventil, 2012
- Freedman, Rory; Barnouin, Kim: *Skinny Bitch: Die Wahrheit über schlechtes Essen, fette Frauen und gutes Aussehen – Schlanksein ohne Hungern!*, Goldmann, 2008

Vegan-Blogs

- http://berlinickveganedir.wordpress.com
- http://claudigoesvegan.blogspot.de
- http://www.deutschlandistvegan.de
- http://www-eat-this.org
- http://de.forwardtherevolution.net
- http://foodnfotos.blogspot.de
- http://het-heksje.blogspot.de
- http://www.kosmetik-vegan.de
- http://www.veganblog.de
- http://www.veganguerilla.de
- http://www.vegan-sein.de
- http://vegan-was-sonst.blogspot.de
- http://www.veggie-love.de
- http://veltenbummler.blogspot.de

DANK

Besonderer Dank gebührt zwei Personen, ohne die dieses Buch niemals zustande gekommen wäre: Claudia Renner, die mit ihren guten Ideen und ihren unschätzbar wertvollen Kontakten den Grundstein für das vorliegende Buch legte, und Nina Maaßen, die mit ihrer umfassenden Recherche maßgeblich dazu beigetragen hat, dass diese Idee konkret Gestalt annahm. Besonderer Dank gebührt aber auch den Protagonisten, die – obwohl alle mit ihren eigenen Projekten mehr als ausgelastet sind – viel Zeit und Mühe aufgebracht haben, um an den einzelnen Beiträgen zu feilen. Eine unschätzbar große Hilfe waren Caroline Wacker und Katharine Finke, die mich unkompliziert und ohne zu zögern unterstützten, als es dringend nötig war. Danke, Mädels! Ihr seid die Größten! Bedanken möchte ich mich schließlich bei Pascale Breitenstein für ihre kritischen Fragen und ihre Geduld, Christoph Gurk für die Vermittlung, Susanne Öllbrunner und Jonas Langreuther für die guten Gespräche, Erik Schleicher für die wissenschaftliche Beratung und meinem Lieblingsfleischesser Peter El Janabi für den immerwährenden, liebevollen Disput.

BILDNACHWEIS

- Surdham Göb: © Oliver Brachat, AT Verlag Aarau und München
- Dr. med. Ernst Walter Henrich: © provegan
- Nicole Just und Felicia Mayer-Jendro: © mundartberlin
- Ariane Sommer: © Manfred Baumann
- Patrik Baboumian: S. 61 © Bartek Langer, PETA; S. 62 und 65 © Aryn Lockhart
- Klaus Wolf: © privat
- Raphael Fellmer: © Raphael Fellmer
- Stephan Bröckling: © Stephan Bröckling
- Edmund Haferbeck: © PETA Deutschland e.V.
- Antje Schäfer: © Manu Theobald
- Claudia Renner: © Björn Lexius Photography
- Attila Hildmann: © Justyna Krzyzanowska
- Bernd-Udo Rinas: © Bernd Udo Rinas
- Jan Bredack: © Sandra Gärtner
- Anja und Sandra Umann: © privat
- Anne Bonnie Schindler und Sara Rodenhizer: © Other Nature
- Marko und Christina Maas: © Farbenwelt Tattoo
- Sandra Forster: © Denis Pernath

Markencheck – das Buch zur Sendung

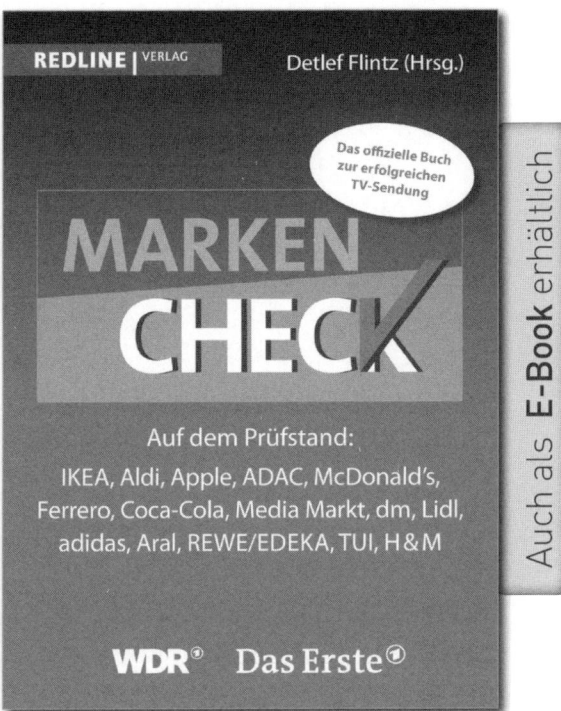

272 Seiten
Preis: 14,99 €
ISBN 978-3-86881-485-9

Detlef Flintz (Hrsg.)
Markencheck
Auf dem Prüfstand:
IKEA, Aldi, Apple, ADAC, McDonald's, Ferrero, Coca-Cola u.a.

Im komplexen Konsumentenalltag helfen Marken bei der Orientierung und beeinflussen maßgeblich die Kaufentscheidungen. Allerdings sagen sie nichts über die wahre Qualität von Unternehmen und deren Produkten aus. Die Reihe »Markencheck«, die vom WDR für Das Erste realisiert wird, schließt diese Wissenslücke und beantwortet zentrale Fragen wie »Wieso kaufe ich gerade diese Marke?«, »Was bekomme ich dafür?« und »Welche Produktionsbedingungen unterstütze ich damit?«. Die Reihe erreichte in der Spitze über sechs Millionen Zuschauer und ist damit das erfolgreichste Verbraucher-Magazin im Ersten. Dieser Band fasst die Ergebnisse aller Markenchecks leicht verständlich zusammen. Er bietet eine Menge zusätzlicher Informationen und ist ein unverzichtbarer Ratgeber, um herauszufinden, was wirklich hinter dem Image führender Marken steckt.

Ein alternativer Lebensentwurf für eine bessere Welt

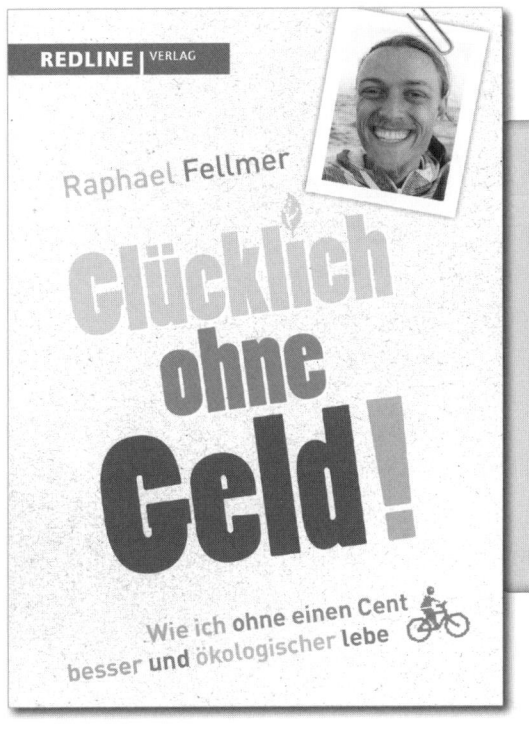

ca. 220 Seiten
Preis: 14,99 €
ISBN 978-3-86881-505-4

Raphael Fellmer
Glücklich ohne Geld
Wie ich ohne einen Cent besser und ökologischer lebe

Raphael Fellmer lebt komplett ohne Geld – er verdient nichts, er bezahlt nichts. Er lebt von dem, was in der Überflussgesellschaft übrig bleibt.
Fellmer ernährt sich vegan von weggeworfenen Lebensmitteln, die noch genießbar sind, aber nicht mehr verkauft werden können. Seine Klamotten bekommt er gebraucht von Freunden und Verwandten. Mit seiner Konsumverweigerung will der 30-jährige Berliner aufzeigen, wie viele Ressourcen heute verschwendet werden.
In seinem Buch beschreibt er, wie ein Leben und Alltag ohne Geld aussehen kann, berichtet aus praktischer Erfahrung und schildert viele packende Begegnungen mit Menschen, die über diesen Lebensentwurf erst staunen – und dann ins Nachdenken kommen.

REDLINE | VERLAG

Wenn Sie **Interesse** an **unseren Büchern** haben,

z. B. als Geschenk für Ihre Kundenbindungsprojekte, fordern Sie unsere attraktiven Sonderkonditionen an.

Weitere Informationen erhalten Sie von unserem Vertriebsteam unter +49 89 651285-154

oder schreiben Sie uns per E-Mail an: vertrieb@redline-verlag.de

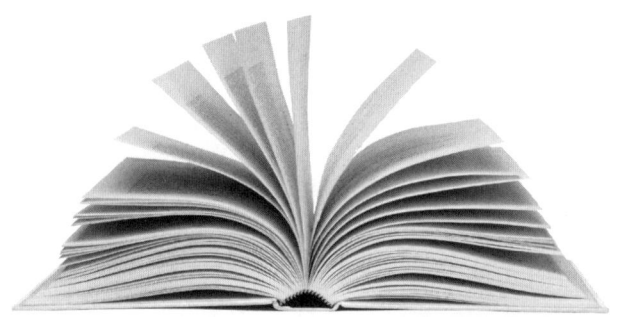

REDLINE | VERLAG